EL NIÑO Y SU MUNDO

EL NIÑO Y SU MUNDO

De vuelta en casa con el recién nacido

Los cuidados básicos del bebé durante las seis primeras semanas

Laura Zahn

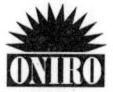

Título original: *Bringing Baby Home*
Publicado en inglés por Down to Earth Publications, Inc.

Traducción de Nuria Martí

Ilustraciones del interior: Mark Jirsa, Mounds View, Minn.

Distribución exclusiva:
Ediciones Paidós Ibérica, S.A.
Mariano Cubí 92 – 08021 Barcelona – España
Editorial Paidós, S.A.I.C.F.
Defensa 599 – 1065 Buenos Aires – Argentina
Editorial Paidós Mexicana, S.A.
Rubén Darío 118, col. Moderna – 03510 México D.F. – México

Quedan rigurosamente prohibidas, sin la autorización escrita de los titulares del *copyright*, bajo las sanciones establecidas en las leyes, la reproducción total o parcial de esta obra por cualquier medio o procedimiento, comprendidos la reprografía y el tratamiento informático, y la distribución de ejemplares de ella mediante alquiler o préstamo públicos.

© 1993 by Laura Claire Zahn

© 2003 exclusivo de todas las ediciones en lengua española:
 Ediciones Oniro, S.A.
 Muntaner 261, 3.º 2.ª – 08021 Barcelona – España
 (oniro@edicionesoniro.com – www.edicionesoniro.com)

ISBN: 84-9754-071-9
Depósito legal: B-25.364-2003

Impreso en Hurope, S.L.
Lima, 3 bis – 08030 Barcelona

Impreso en España – *Printed in Spain*

Para Jay,
sin él nunca habría necesitado interesarme por este tema,
ni lo habría hecho.

Y doy las gracias a Jim,
sin él Jay no habría podido existir.

Índice

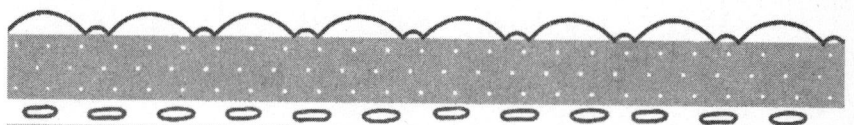

Agradecimientos	9
Y cada vez será mejor	11
Un nuevo bebé, una nueva vida	17
Cómo coger y sostener a un bebé	28
El llanto	30
Los chupetes	45
La alimentación: «Lo que entra y sale de la boquita de un bebé»	48
Limpia y seca a tu hijo	75
La eliminación: «Lo que le entra por un lado, le sale por otro»	85
Cómo entretener a tu hijo: «Me pirra oírle gritar de alegría»	94
El cuidado de la piel: «Tan suave como el culito de un bebé»	100
El baño: «Cuando está húmedo se escurre como un pez»	104
Los problemas cutáneos más comunes	111

La colada del bebé: «Chirrinchinchina, ¿qué hay en la tina?...»	115
Las temperaturas	118
La seguridad ante todo	124
La salud física de la mamá	133
Cómo encontrar un pediatra: «El médico está en el interior»	142
Los animales domésticos: «Bienvenido a la familia, chiquilín... ¿o no es así?»	146
El tiempo: «Y con la llegada del bebé ya somos tres»	151
Las visitas, o «He venido para ayudarte»	155
Cuando estás sola o sientes que lo estás	158
Los artículos básicos necesarios	161
Lista de las compras	168
Consejos de padres primerizos	179
Los 30 primeros días: Diario de una nueva mamá sobre el primer mes	184

Agradecimientos

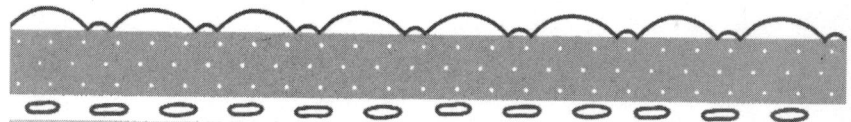

Son muchas las personas que me han ayudado a reunir información o a revisar este libro. Doy sobre todo las gracias a la Childbirth Education Association (CEA) de Saint Paul por el apoyo y la información que me han ofrecido, en especial a Judy Berven, Nan Miller y Lynn Arnold. Y también me gustaría expresar mi agradecimiento a Beth Davis y Colleen Rusch.

Doy también las gracias a Tyler, Rita y Ronnie Salone, Emily Rose Walsh, Amy Hadiaris y Jim Walsh, Janet y Jim Paces, Sherryl Livingston y Jim Lundy, Terry Wulf, Marilyn Calver y Tim Parker, Julie Larson, Jane y Tom Cleland, LoAnn y Bill Mockler, Peggy Rader y Bob von Sternberg, Lisa Roy y Erasmus Meinerts, Collette Crumb, Kathy y Chris Hull, Linda Johnson y Clare Marshall.

Agradezco profundamente la ayuda de Linda Doyle, Diane Pfeifer, Nancy Edwards, Donna Montgomery, Jill Sundberg y Gary Gustavson, Kathy O'Neill, Kristina Ford, Sharry Buckner, Linda Sonna, Roberta, Colleen y Bonnie del Nursing Mothers Counsel, Jan Wenig, Sylvia Morse, Sharry, Nancy, Tom y Pearl de la Hungry Mind, la Academia Americana de Pediatría, Jan Nelson, Peg Meier y la de los talentosos Joy Dey y Mark Jirsa.

Y cada vez será mejor

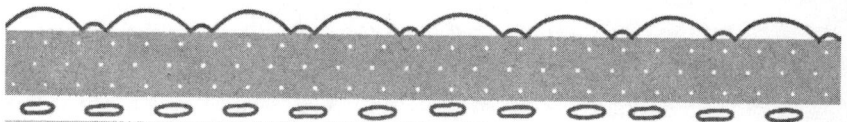

Los bebés quizá asusten, den la impresión de no tener ningún control y de ser irracionales. ¡Quién sabe por qué se comportan así! Lloran sin una aparente razón. Si haces una mueca a un bebé que no es el tuyo, puede echarse a reír o a llorar. ¡No hay quien entienda su sentido del humor!

Pero los recién nacidos asustan incluso el doble o el triple. Para las personas que no han mantenido contacto con ellos —que son muchas, ya que los padres primerizos no dejan a su hijo recién nacido con una canguro o con algún familiar inexperto—, son realmente un misterio. Comparados con los bebés o los niños pequeños, parecen tener la mirada perdida, agitan los bracitos y las piernas sin ninguna razón y pegan de pronto agudos e histéricos chillidos. Y al mismo tiempo parecen tan pequeños y frágiles que da la impresión de que al sostenerlos se vayan a partir en dos.

En el pasado (digamos que en los años 50 y en los anteriores) los padres primerizos solían vivir cerca de sus padres —o con ellos— y el conocimiento de cómo cuidar a un recién nacido se iba pasando de generación a generación. Cuando el bebé se ponía a llorar a las dos de la madrugada, lo más habitual era que los padres y una abuela, o una tía abuela, estuvieran allí para ocuparse de él. Y cuando el pequeño tenía un cólico, la abuela o algún otro familiar lo vigilaba durante una hora o dos para que los padres pudieran descansar un poco.

En la actualidad las familias, en cambio, están diseminadas por todo el país, o por todo el mundo, y los nuevos padres pueden vivir en una ciudad a miles de kilómetros de distancia de la del familiar más cercano, aquella persona que por su consanguinidad debe ayudarte a cuidar de este nuevo miembro del árbol genealógico (los amigos no tienen esta obligación). Por supuesto puedes llamar a algún familiar o lograr que venga y esté contigo cuando regreses del hospital, pero no es como tener la abuela a la vuelta de la esquina.

Si ya eres una madre «madurita» a lo mejor tienes un complejo de inferioridad en cuanto a la maternidad. Quizá tu familia considere que eres rara por haber «esperado tanto». Tal vez te haya dejado caer que sin duda eres toda una profesional en tu trabajo, pero que no sabrías cambiar un pañal aunque tu vida dependiera de ello. Es verdad que hasta que no has tenido a tu primer hijo no creíste que fuera necesario y tampoco estuviste interesada en aprender a hacerlo. No era algo que solieras preguntarte, como por qué el cielo es azul, ni algo práctico que tuvieras que saber, como cambiar una rueda.

Supongo que estás leyendo este libro porque los bebés te asustan de verdad, la abuela ya no vive a la vuelta de la esquina y tú no te sientes preparada para volver a casa con un bebé. Pero no estás interesada en los temas comunes que contienen los libros más extensos, como el de enseñar a un niño a usar el orinal. No quieres lastimar a tu frágil bebé haciendo algo «equivocado». Y te da miedo que se ponga a llorar desconsoladamente y tú no sepas qué hacer para tranquilizarle.

Y mis padres también estarían de acuerdo en que tienes toda la razón del mundo para temer que durante el primer mes en tu casa no todo sea coser y cantar.

Lo más probable es que la mamá esté cansada después del esfuerzo del parto (si te han practicado una cesárea habrás tenido que guardar cama). Como tu bebé querrá comer cada dos horas las veinticuatro horas del día, no estarás durmiendo las suficientes. Y si le das el pecho, el primer par de semanas quizá tengas algún que otro problema. Las mamás primerizas sufren pérdidas de sangre y a menudo tienen las molestias de las hemorroides o de la episiotomía, cambios de humor, los pechos doloridos y un cuerpo que todavía lleva ropa de premamá. Tu objetivo en la vida quizá haya cambiado de desempeñar un trabajo responsable junto a la estimulante compañía de otros adultos responsables y calificados, a correr al primer gritito de este fardo de 3 o 3,5 kg para asegurarte de que esté lleno, seco, limpito y calentito (pero no demasiado calentito): digamos que has cambiado tu éxito laboral por las caquitas de un pañal.

Tal vez experimentes la sensación de no poder salir de casa porque tu bebé está dormido o despierto y has de darle de comer en 20 minutos o en dos horas y ponerlo en la sillita portátil de seguridad, colocar luego la sillita en el coche, sacarla, e ir a comprar con él las suficientes provisiones como para romper la espalda de los que llevaban a cuestas sus provisiones mientras se dirigían a la región de Klondike en busca de oro. Puede que sólo te quede tiempo o energía para decir a tu pareja: «¡Dame ese pañal de una vez!». El tiempo para tu higiene personal probablemente haya quedado reducido a ducharte en diez segundos mientras tu hijo hace la siesta, porque piensas «¿y si mientras estoy en la ducha se despierta hambriento o se está "ahogando?"».

Además has de ponerte en los «patucos» de tu recién nacido. Después de pasar nueve meses en un ambiente perfecto —donde siempre estaba calentito, alimentado y acompañado de los tranquilizadores latidos de su mamá—, de pronto se encuentra al nacer con luces brillantes, un ambiente frío, fuertes ruidos, superficies duras y la gravedad, y por si esto fuera poco, ahora ya no recibe la comida con tanta facilidad sino que ha de esforzarse por obtenerla. Y este niño sólo tiene destreza o capacidad para comunicar su desagrado, su confusión o su frustración llorando. Durante el primer mes de vida tu bebé estará mucho más que sólo un poco asustado.

Pero en mi calidad de mamá novata al cabo de uno o dos meses me ocurrió algo muy curioso, me descubrí diciéndole a la gente: «¡Caramba, la maternidad es mucho más divertida de lo que me había imaginado!». Y todo el mundo me respondía casi con las mismas palabras —y te aseguro que esas personas no se conocían entre sí—: «Sí, y cada vez será mejor».

¡Y así es! Al parecer todo el mundo sabe —aunque no se admita abiertamente— que el primer mes puede ser realmente horrible tanto para los nuevos padres como para el recién nacido y que una vez pasada esta etapa las cosas mejoran.

En vez de gastarte el dinero en unos patucos para tu bebé acabas de comprar este libro y te lo agradezco, celebro tu gran sentido común (o el de las consideradas personas que te lo han regalado). Pero ahora que ya lo tienes me gustaría decirte que no hay una forma buena o mala de actuar, aunque algunas sean por supuesto más seguras que otras. Por ejemplo, al cambiarle el pañal, no le limpies el culito del recto a la uretra esparciendo de ese modo los bacilos que habitan en el tracto intestinal (con las niñas sucede con más facilidad). Y antes de ponerle el pañal limpio, asegúrate de que tenga la piel bien sequita porque la humedad puede causarle la erupción del pañal. Pero aparte de esos detalles la mejor forma de cambiar un pañal es la que a ti te dé más buen resultado.

Además de no haber una forma buena o mala de actuar, tampoco hay soluciones perfectas. Quizá aquel sistema que a un bebé le va bien no sirva para el tuyo o sólo le vaya bien a veces. Por ejemplo, a tu hijo le puede encantar el ruido de la aspiradora e incluso dormirse con él y el bebé de la vecina, en cambio, ponerse a llorar cada vez que lo oiga. Lo siento si encuentras que este libro es ambiguo y poco concreto. He intentado ofrecer una información sustanciosa, aunque alguna lectora de algún lugar probablemente no estará de acuerdo con la que sea un poco más sosa. Al mismo tiempo he intentado darte ideas para que las pruebes, métodos que quizá no se te habían ocurrido. Te ruego que recuerdes que se supone que este libro sólo ofrece la información básica para el primer mes. Si quieres saber con más detalle cómo distinguir la regurgitación del vómito, compra el libro de algún pediatra conocido.

Cada bebé es una persona distinta con su propio sistema, personalidad y preferencias. Ley de Zahn: Tu hijo no hará lo que los libros de bebés describen. Si un recién nacido gasta en general 12 pañales al día, el tuyo gastará 20. Si se supone que las tetinas o los chupetes fisiológicos son los «mejores», a tu hijo no le gustarán. Si se supone que el cordón umbilical ha de caer a los 10 días, a tu hijo se le caerá a las cuatro semanas. Si los bebés normalmente duermen dos horas seguidas, el tuyo dormirá sólo 30 minutos. Y así será con cada aspecto de la vida de tu bebé. ¿Has captado el mensaje? Al cabo de uno o dos meses ya sabrás qué le gusta y qué le desagrada, y entonces él cambiará y de pronto le gustará el chupete fisiológico, ¡gracias!

Tal vez te parezca una situación sumamente difícil, pero aunque lo sea la mayor parte del tiempo, ¡qué más da! A menudo no tienes por qué preocuparte si tu bebé es «distinto» de lo que dice el «libro». Pero como es natural tú no lo sabes y al llamar a la consulta del pediatra se pondrá una enfermera que parecerá estar leyendo los mismos libros que tú sobre el cuidado de los bebés. Por eso un médico lleno de sentido común que sea una persona de trato fácil y accesible o —uno con estas características y además con un teléfono al que puedas llamar fuera del horario de visita— es una bendición.

Gracias a Dios los padres tienen intuición. Un médico dijo a una pareja que llevaba a su bebé a la revisión que se realiza a las dos semanas de edad, que si le daban el biberón antes de las dos horas que hay que esperar en cada toma, cogería un hábito de por vida de comer a todas horas que le causaría obesidad. (Podría ocurrir y quizá el médico era demasiado precavido con los bebés alimentados con biberón, pero los padres no creyeron que un hábito se cogiera a las dos semanas de edad. Como era peor dejar llorar a su hijo, siguieron dándole el biberón cuando tenía hambre, hubieran pasado las dos horas o no.) Otro médico dijo a una madre que amamantaba a su recién nacido que las heces de su hijo eran verdosas porque estaba comiendo verduras de hoja verde y que debía dejar de dárselas. (¡La mamá dejó de ver a aquel pediatra! Las caquitas de los recién nacidos suelen ser verdosas, o de color marrón o amarillo.) Es importante seguir los dictados de tu corazón y confiar en tu instinto, ya que sabes más de lo que te imaginas.

En la comunidad médica suele haber un considerable desacuerdo y los métodos predilectos tienden a cambiar. Por ejemplo, antes se solía decir a los padres que si su bebé se despertaba por la mañana una hora más pronto de lo habitual, le dejaran llorar en la cuna para que ese diablillo aprendiera a ser paciente o alguna otra lección. En la actualidad en cambio, hay una actitud más «solícita» de hacerle caso y de alimentarlo, cambiarlo, sostenerlo en brazos o acunarlo cuando lo desee para enseñarle a confiar en los demás, a saber «que mis necesidades serán satisfechas». También significa que llorará menos cuando tenga hambre porque sabrá que no necesita hacerlo porque va a ser alimentado. Pero quizá tarde un poco en captar el mensaje, a lo mejor varios meses. Durante el primer mes de vida cuenta con que cuando tu bebé te diga: «¡Salta!», tú le responderás: «¿Cuán alto quieres que salte mi tesoro, amito mío?».

Espero que este libro te sea útil cuando tu amito te llame o, si Dios quiere, antes de que lo haga. Una vez tengas un poco de práctica en «cómo hacer las cosas», o al menos en una o dos formas de hacerlas, y un cierto conocimiento sobre el cuidado básico del bebé, tú y tu intuición os las arreglaréis la mar de bien. Te lo digo de todo corazón.

Y cada vez será mejor.

LAURA ZAHN
Saint Paul, Minnesota

Un nuevo bebé, una nueva vida

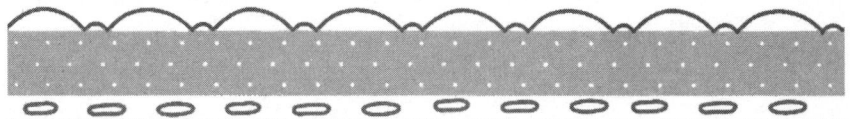

Como madre primeriza sabes que tu vida va a ser muy distinta cuando vuelvas a casa con tu hijo recién nacido. Pero ¿cómo va a cambiar exactamente? ¿Qué hace un recién nacido durante el día?

Los recién nacidos son diferentes de los bebés de más edad y muchos nuevos padres nunca han tenido ninguna experiencia con un recién nacido.

Es evidente que un recién nacido no puede ir demasiado lejos por sí solo, lo cual es una bendición, ya que no necesitas preocuparte de que tu hijo después del primer día de haber llegado del hospital, entre gateando al cuarto de baño e ingiera el producto tóxico para limpiar la taza del váter. Dispones de un tiempo para crecer con él y adaptarte a sus nuevas capacidades.

¿Qué hace un recién nacido durante el día?

Si has tenido amigas o familiares con hijos recién nacidos habrás notado que durante la primera o las dos primeras semanas, o incluso durante un mes, no salieron de casa y tú no sabías por qué lo hacían. Lo hacían por supuesto porque estaban cansadas.

Pero aparte de estar recuperándose del parto y de tener que levantarse dos, tres o cuatro veces cada noche, ¿por qué estaban tan cansadas? El siguiente resumen te muestra el tiempo que toma cuidar de un recién nacido:

LA BUENA NOTICIA es que de las 24 horas del día los recién nacidos pueden dormir 16 de ellas (al estar   El sueño agotados por el parto, los dos o tres primeros días duermen mucho). La mala noticia es que pueden dormir durante cortos espacios de tiempo. Tu bebé dormirá de 15 minutos a 6 horas seguidas. Dormirá y echará un sueñecito de seis a siete veces al día.

Tu bebé dormirá de 15 minutos a 6 horas seguidas

Los bebés entran en un sueño profundo o sin REM (movimientos oculares rápidos) durante el cual no se despiertan aunque se produzcan ruidos fuertes ni al ser movidos. También echan algunos sueñecitos (con REM) en los que, aunque duerman con los ojos cerrados, notarás que mueven los ojos o los mantienen a veces un poco abiertos, mueven el cuerpo e incluso intentan chuparse el dedo o hacen alguna mueca. Los bebés se despiertan más fácilmente cuando están en la fase REM. Un ciclo completo de sueño con REM y sin REM dura unos 50 minutos.

Cuando oigas decir: «Se pasan todo el día durmiendo», no te lo creas

Pero cuando oigas decir: «Los recién nacidos no dan ningún trabajo, se pasan todo el día durmiendo», no te lo creas. También comen, lloran, ensucian pañales y miran a su alrededor asimilando el nuevo mundo que les rodea.

Cambiar pañales y ropa

Cuenta con tener que cambiar los pañales de seis a doce veces al día

CUENTA CON TENER QUE CAMBIAR los pañales de seis a doce veces al día o posiblemente incluso más. Algunas expertas dicen que no es nada insólito tener que cambiar los pañales de algodón 20 veces al día (los de tela retienen menos orina que los desechables).

Como en los pañales se producen filtraciones o como quizá saques a pasear a tu bebé, también tendrás que cambiarle la ropita. Al principio tardarás 15 minutos en cambiarle el pañal y la ropita. Y si se trata de meter esas manitas y piececitos en ropa de invierno, tardarás mucho más aún. (Es decir, esta tarea te puede llevar unas dos horas y media al día.)

Cómo vestir a un recién nacido

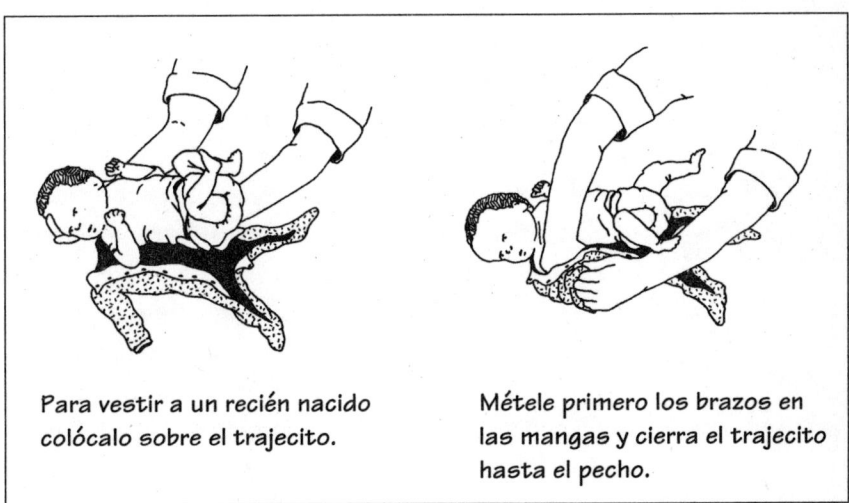

Para vestir a un recién nacido colócalo sobre el trajecito.

Métele primero los brazos en las mangas y cierra el trajecito hasta el pecho.

La alimentación

UN RECIÉN NACIDO puede comer desde cada hora hasta cada cuatro, y tarda unos veinte minutos o más en cada toma. Los pediatras indican a veces que los bebés no necesitan alimentarse con más frecuencia que cada dos horas, pero intenta decirle eso a tu recién nacido cuando llora. Alimentarle te puede llegar a tomar ocho horas al día.

El llanto

«ES NORMAL QUE LLORE» puedes decirte a ti misma sin cesar. «Es una forma que tiene mi bebé de comunicarse.» Algunos investigadores dicen que en un buen día puede «comunicarse» a lo largo de tres horas, alternando los intervalos en los que permanece callado con aquellos en los que llora.

> Quizá tu bebé sólo se queje los pocos minutos que tardes en solucionar el problema

Pero sólo te ocurrirá si tienes un bebé muy exigente. Quizá tu bebé sólo se queje los pocos minutos que tardes en solucionar el problema.

Un bebé puede tener un cólico a las dos o tres semanas de edad. En ese caso en general se pondrá a llorar insistentemente cada día a la misma hora más o menos, y quizá lo haga desde las 5 de la tarde hasta la medianoche (o en algún otro momento del día). *(Véase el capítulo sobre el llanto, p. 30)*

Tareas cotidianas

N0 DEBES OLVIDAR que si no le das el pecho o complementas su alimentación con biberones, prepararle el biberón varias veces al día te tomará un cierto tiempo. Tendrás además que meter en la lavadora la ropa del bebé, sin mezclarla con la del resto de la familia, probablemente un día sí y otro no. Los pañales de algodón han de lavarse por separado con la misma frecuencia.

> «¿Pero qué has estado haciendo durante todo el día?»

¡Ay del cónyuge que al volver del trabajo le diga a su agotada pareja «¿Pero qué has estado haciendo durante todo el día?»! Y más aún del que llega tarde a casa (la persona que ha estado cuidando del bebé probablemente habrá estado esperando impaciente la llegada del que iba a ayudarle y a darle un respiro). Y más todavía del padre que se atreve a quejarse diciendo: «¿Cómo es que la casa está tan desordenada?». (El juez de una madre primeriza podría dictaminar que fue un homicidio justificado.)

Dormir

¿Dónde duermen?

Los BEBÉS ACABAN acostumbrándose a dormir en una cuna (y lo seguirán haciendo durante tres años o más). Pero después de haber estado nueve meses en un útero seguro y calentito, probablemente no le resultará demasiado cómodo dormir en una gran cuna. Se sentirá más seguro envuelto en una mantita o estando en contacto con un lado de la «cama». Muchos padres compran un moisés o una cuna equipada con ruedecitas que les llega a la cintura, una altura ideal para coger a tu tesoro unas dos mil veces al día.

El bebé se sentirá más seguro envuelto en una mantita

Muchos bebés el primer día que llegaron a casa durmieron en una cesta limpia y acolchada de la colada, en el cajón de un tocador o en alguna otra caja del mismo tamaño y solidez. Asegúrate de que el acolchado sea muy firme para que el bebé no puede hundirse en él y ahogarse. No utilices nunca un «moisés» o algo parecido con los lados plegables.

De vosotros, los nuevos padres, depende que el bebé duerma por la noche dentro de la cesta en su propia habitación o en la vuestra.

Algunos padres creen que es más práctico que el bebé duerma con ellos porque cuando tengan que levantarse por la noche para ocuparse de él estará más cerca. Otros piensan que los padres necesitan descansar y gozar de privacidad, y que si el bebé duerme en su propia habitación no tendrán tanto a levantarse corriendo para ocuparse de él cuando no esté realmente del todo despierto ni necesite atención. Algunos padres consideran que un recién nacido es un compañero de habitación demasiado ruidoso que resopla, estornuda y no deja de hacer pequeños gemidos, y que la madre o el padre, o ambos, se despiertan al menor susurro que emita el pequeño.

Algunos padres consideran que un recién nacido es un compañero de habitación demasiado ruidoso

Todavía sigue habiendo la encarnizada controversia de si el bebé ha de dormir en la cama de los padres. Sin duda todos los niños acaban encaramándose a ella alguna que otra vez para sentirse más seguros. Para las madres con hijos lactantes es muy práctico. Las familias de otras culturas lo hacen. Dormir con el recién nacido acurrucado a vuestro lado puede constituir una íntima experiencia. Hay quien dice que a los bebés les da seguridad y que es algo natural y sano.

Sin embargo podría tener el inconveniente de «invadir» vuestra cama e impedir a los padres gozar de un sueño reparador y de la necesaria privacidad.

La Academia Americana de Pediatría y el organismo que controla la seguridad de los productos usados para dormir en EE. UU. han puesto anuncios en las revistas para padres advirtiendo: «No deje nunca a un bebé sobre el colchón de una cama de adulto, ya que si quedara atrapado entre el colchón y la pared, el armazón, los pies o la cabecera de la cama, podría ahogarse. No duerma nunca con su bebé, podría quedar atrapado entre su cuerpo y el colchón y ahogarse». Algunos bebés también se han ahogado al dormir boca abajo sobre la cama de agua de un adulto o de un joven. Por esas razones de seguridad se aconseja que el bebé duerma en la cuna con un colchón que encaje a la perfección.

Algunos padres en lugar de dormir con su hijo prefieren colocar un colchón en el suelo junto a la cama, así cuando el pequeño necesite ser tranquilizado o alimentado, sólo tiene que saltar uno de ellos de la cama y acurrucarse junto a él durante un rato. Esta alternativa no sigue sin embargo los consejos de seguridad que acaban de citarse.

Otra opción es compartir el cuidado del bebé

Otra opción es compartir el cuidado del bebé:

uno de los padres se queda en el dormitorio y el otro se va con el niño a la habitación de los invitados. Uno puede ocuparse del pequeño hasta las 3 de la madrugada y el otro hacerlo después, por ejemplo, para que los dos puedan dormir media noche entera, o hacerlo cada uno una noche sí y otra no. (Este método no funcionará si la mamá está dando el pecho a su hijo y ha de levantarse por la noche.)

Algunas de estas decisiones dependen, como es natural, de si el bebé tiene su propia habitación y de cuánto puedes o quieres gastar en los objetos que necesita. Recuerda que es demasiado pequeño para saber si duerme en un lujoso moisés y que, al cabo de dos o tres meses, le habrá quedado ya pequeño, en cambio una cuna le durará más. Por otro lado, el moisés es más fácil de «transportar» a una habitación junto a su mamá o su papá.

Posición para dormir

EXISTE TAMBIÉN OTRA controversia sobre si los bebés, al no poder darse la vuelta por sí solos (o incluso levantar la cabeza), deben acostarse en la cama boca abajo o boca arriba.

Otra teoría es que los bebés que duermen boca abajo no pueden volver la cabeza para evitar ahogarse con el relleno del colchón, con la almohada o con algún otro objeto blando. Un estudio reciente sugiere que los bebés con riesgo de SIDS (síndrome de la muerte súbita del lactante), dejan de respirar con más facilidad si están boca abajo porque no pueden obtener el suficiente oxígeno y son incapaces de girar o levantar la cabeza para ello.

Otra teoría es que los bebés que babean abun-

Muchos padres optan por acostar al recién nacido de lado

dantemente y duermen boca arriba pueden ahogarse con su propia saliva.

Por esta razón muchos padres optan por acostar al recién nacido de lado, poniéndole detrás de la espalda una toallita arrollada y quizá otra delante de la barriguita, para que no se dé la vuelta, pero asegurándose al mismo tiempo de no cubrirle la cara (esta posición es aconsejable hasta que el cordón umbilical se desprende, ya que mientras el bebé duerme el roce de la tela en su estómago podría irritarle la piel de alrededor del cordón umbilical que se está secando).

La mejor solución es hablar con el pediatra sobre lo más adecuado para tu bebé.

Comer

LAS MAMÁS QUE HAN AMAMANTADO satisfactoriamente a sus hijos darán fe de ello: los bebés (y las mamás) pueden hacerlo en cualquier lugar. En el primer mes, sin embargo, es mejor disponer de un lugar privado o tranquilo. Tanto si le das el pecho como el biberón, te resultará muy práctico sentarte en una mecedora, en especial para tranquilizar un poco al bebé antes de alimentarlo. Ponte una almohada en el regazo, coloca a tu hijo sobre ella, apoya los pies sobre un taburete, ofrécele el pecho o el biberón, dile un montón de cositas cariñosas y establece contacto visual con él. (Algunas mamás quizá deseen colocarse una almohada detrás del hombro o del brazo.)

Despierto

UNA SILLA MUY CONOCIDA para bebés es una especie de tumbona reclinable especialmente pensada para ellos. Se trata de una sillita portátil acolchada (no es una sillita para el coche), con un marco de metal o plástico forrado con una tela de vistosos colores y equipada con un asiento o banda que sujeta al bebé por la entrepierna y una almohada a juego que le sostiene la cabecita, diseñada para los primeros meses de edad. Sobre el asiento suele haber una barra con juguetes que puede sacarse fácilmente. El bebé, bien sujeto y recostado en el asiento, puede ver lo que ocurre a su alrededor.

Advertencia: No dejes esta sillita sobre una mesa si el bebé ya empieza a moverse porque podría desplazarse hasta el borde de la mesa. No la dejes tampoco sobre una cama, porque no siempre son estables. Lo más seguro es dejarla en el suelo. Asegúrate de que el almohadillado o el forro que lo recubre no sea demasiado espeso para que el bebé no pueda ahogarse si llegara a desplazarse sobre su boca y nariz. Y nunca la uses como sillita del coche, ya que no está diseñada ni homologada para este fin.

También puedes transportar a tu bebé por la casa en una mochila porta-bebés frontal o en un canguro (el contacto corporal los ayuda a desarrollarse), en una cuna equipada con ruedecitas, en su cochecito o dejándolos en el suelo sobre una manta de vivos colores.

Qué es lo que un recién nacido puede hacer

Al nacer o durante las primeras semanas un recién nacido sano normalmente:

- Ve objetos situados a 20-30 cm (desde la distancia que hay entre él y el pecho o el biberón, hasta la distancia que hay entre él y el rostro de mamá o papá).
- Puede oír, mover la cabeza y los ojos para escuchar o ver algo que le interese, o volver la cabeza si algo le bloquea la respiración (pero a veces no puede volverla lo suficiente para evitarlo, véase el capítulo de «La seguridad ante todo»).
- Reconoce las voces de sus padres.
- Es capaz de saborear y oler, y de mostrar preferencia por la leche materna y rechazo por los olores fuertes o desagradables.
- Al pellizcarle o pincharle se aparta.

- Bosteza y estornuda.
- Tiene un «reflejo de sobresalto» en el que estira de golpe los brazos o las piernas, o tensa el cuerpo cuando un ruido fuerte u otra clase de estímulo le asusta.
- Tiene un «reflejo de hociqueo» en el que al tocarle los labios, abre la boca para comer, a veces relamiéndose los labios, chupando y respirando con excitación.
- Tiene un reflejo protector mediante el cual saca con la lengua el objeto que tenga en la boca (como el chupete ¡que quieres darle!). Este reflejo es para impedirle que se ahogue.
- Al sostenerlo de pie, tiene un «reflejo de la marcha», y al colocarlo boca abajo, un «reflejo de gateo» en el que parece que intente gatear.
- Tienen un «reflejo de prensión» en el que aprieta las manitas rodeando un dedo o cualquier otro objeto.
- Tiene un «reflejo de enderezamiento» en el que al levantarlo sosteniéndolo por los brazos, puede enderezar la cabeza a pesar de la poca fuerza que tiene en el cuello.
- Le encanta observar los rostros, tanto el suyo como los de los demás, y pocos días despues de nacer ya imita expresiones.
- Prefiere el contraste de los dibujos en blanco y negro, en especial en los bordes, y las formas de dianas, rayas en diagonal, caras o tableros de ajedrez.

Qué es lo que un recién nacido no puede hacer

Como tu hijo será, por supuesto, excepcional, puedes saltarte esta parte, pero si deseas saber cuáles son unas expectativas demasiado altas para otros bebés de un mes o menos de edad más normales que el tuyo, la siguiente lista te indica lo que no pueden hacer o no hacen:

- Sonreír a propósito (tardan unas seis semanas en hacerlo, aunque los padres suelen jurar que lo han hecho antes).
- Ver objetos muy lejanos (notarás cuándo el bebé empieza a enfocar la vista para mirarlos).

- Levantar la cabeza (quizá al final del mes lo haga un poco, pero aún no controlará bien el cuello).
- Mantenerse sentado sin ayuda al colocarlo en esta postura (no lo hará hasta los 5-6 meses).
- Tomar alimentos sólidos, si se los dan se ahogará (los alimentos sólidos empiezan a darse a los 4 o 5 meses).
- Babear (empezará a hacerlo alrededor de los 3 meses).
- Tener dientes (los recién nacidos pueden nacer con un diente, pero es algo muy inusual, normalmente el primer diente les sale a los 4-12 meses).
- Sostener, coger o arrebatar objetos (a los 6 meses, sin embargo, desearás ponerle una camisa de fuerza al ir al supermercado).
- Pedir, quejarse y llorar con insistencia para que les compres algún juguete que anuncian con frecuencia en la tele (¡gracias a Dios!).
- Mirar la tele (algo que hará muy pronto. A la autora de este libro le avergüenza reconocer que su hijo a los 5 meses ya se interesaba por el programa «La rueda de la fortuna», con su ruidosa rueda, el sonido de las campanas y timbres, y sus parpadeantes luces de colores. [No estoy mintiendo.] A los 10 meses le encantaba aplaudir con el público. [De veras.] Y a la tierna edad de un añito, ya sabía en qué canal lo daban, lo ponía con el mando a distancia y a veces gritaba: «Venga, más dinerito». Acabamos comprando acciones del King World. [Vale, estoy exagerando, pero sólo un poquito.]).

El primer año es realmente increíble. Lo que ahora no es para ti más que un recién nacido desorientado, incontrolado e indefenso, cuando tenga un año de edad tu genial hijo podrá caminar, hablar, alimentarse por sí solo, comer lo mismo que tú, salvo un plato de callos a la madrileña, beber de una taza, dormir toda la noche, meter los dedos en los ojos del perro y en los enchufes, abrazarte y besarte, meterse el dedo en la nariz o metértelo en la tuya, y ver la furgoneta del vendedor de helados a un kilómetro de distancia.

Cómo coger y sostener a un bebé

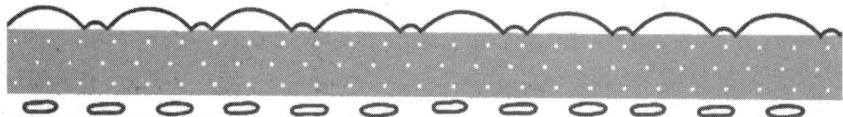

A los recién nacidos les encanta que los cojan, los sostengan, los acaricien, los abracen y les susurren cositas. Por suerte a los nuevos padres también les gusta. Resulta difícil, en especial durante el primer mes, no pasarse en los mimos.

La primera vez que cojas a tu hijo recién nacido quizá te asuste o te intimide un poco, ya que parece tan pequeño y frágil. Pero afortunadamente enseguida aprenderás a coger y a sostener a tu bebé.

Sostenlo con firmeza

UNA FORMA de coger a un bebé que está boca arriba es colocando la palma de la mano debajo del cuello y la cabeza del pequeño. Sostén el cuello con los tres últimos dedos y extiende el pulgar y el índice para rodear la nuca y los lados de la cabecita. Coloca la otra mano debajo de su cuerpo, levántalo después con las dos manos a la vez y acércatelo a tu cuerpo enseguida. Lleva la mano que le sujeta la cabecita hacia tu hombro y sostén al bebé contra el pecho.

Como los músculos del cuello del recién nacido no tienen demasiada fuerza, lo más importante es poner una mano debajo de su cuello sosteniéndole la nuca. Sobre todo no arrojes a un bebé de un mes en el aire, y ten cuidado de no menear o zarandear nunca a un bebé de corta edad, ya que podrías dañarle el cerebro o incluso causarle la muerte.

Pero sostenlo y abrázalo. Llévalo derecho de cualquier forma que os resulte cómoda a los dos, o con la barriguita descansando sobre tu brazo como si «sostuvieras una pelota».

La mochila porta-bebés frontal tiene mucho éxito porque el recién nacido se encuentra en una posición similar a la del útero, oye los latidos del corazón de la madre y siente el calor de su cuerpo (no lo lleves demasiado bajo porque te dañaría la espalda y él oscilaría excesivamente). A tu hijo también le gustará estar bien sujeto, como cuando está envuelto en una mantita. Y, al mismo tiempo, tú tienes las manos libres. Asegúrate de que su cuello esté bien apoyado. Lee y sigue las instrucciones del fabricante.

Los canguros homologados son otra opción que muchas madres lactantes eligen. El bebé se «lleva» en el costado. Asegúrate una vez más de que el cuello del recién nacido esté bien apoyado y lee y sigue las instrucciones del fabricante.

Sostenlo y abrázalo

El llanto

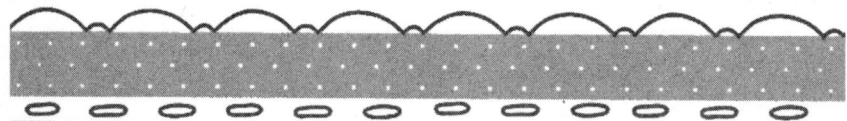

Un recién nacido llorando puede ser una de las experiencias más frustrantes y espantosas para los nuevos padres, los cuales ya se preocupan por cómo afrontarán la situación incluso antes de nacer su hijo.

Es importante recordar que es normal que un bebé llore y que es la única forma que tiene de comunicarse. En realidad, si no lo hiciera no te gustaría, porque entonces no sabrías que necesita tu ayuda. Pero oír llorar a un bebé no es agradable, y ésa es precisamente su finalidad, como no te gusta oírle llorar, tu reacción es levantarte e ir a ver qué le ocurre.

¿Hacerle caso o no?

Es increíble que alguien haya recomendado «dejar llorar» a un recién nacido sin hacerle caso. El instinto de los padres funciona preocupándose por el llanto de su hijo para que vayan a ocuparse de él. Además, los bebés a los que no se les hace caso cuando lloran, están más agitados y es más difícil calmarlos o averiguar qué les pasa.

Es imposible «malcriar» a un bebé al ir a atenderle cuando llora

En la actualidad se cree que es imposible «malcriar» a un bebé al ir a atenderle cuando llora. De hecho esta actitud hace que tienda a llorar menos (todos hemos visto —y oído— a los niños pequeños gritar a sus padres —y a cualquier otra persona— para que les escuchen). Los bebés de corta edad no son capaces de manipular una situación y no pueden por tanto malcriarse por el mero hecho de atender sus necesidades. En realidad, si no les hacemos caso les estaremos diciendo que sus necesidades no nos importan, mensaje que ningún padre desearía transmitir.

Cuando se pone a llorar, probablemente la causa sea que:

Lista de causas

- Tiene hambre (aunque no haga aún dos horas que ha comido, normalmente sabrás si llora por esta razón, de todos modos siempre puedes intentar alimentarlo para averiguarlo).
- Hay que cambiarle el pañal.
- Tiene gases, alguna irritación, calor o frío, o algo le está molestando.
- Está demasiado cansado o estimulado.
- Está aburrido.
- Está asustado, quizá por un ruido fuerte o la presencia de algún desconocido.
- Necesita que lo cojan en brazos para sentir el contacto corporal y ser tranquilizado.
- El imperdible del pañal le molesta o el pañal o la cinta elástica del mismo están demasiado apretados.

Cuando se ponga a llorar, repasa la lista y asegúrate de haber satisfecho las necesidades de tu hijo y de que no tenga ninguna heridita.

Muchas veces el bebé se calmará simplemente si:
- Lo sostienes contra tu cuerpo inclinándote un poco hacia delante, o andas con él en brazos un poquito o lo meces.
- Lo colocas contra tu pecho en una mochi-

Cómo envolver a un bebé en una mantita

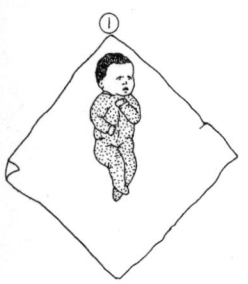

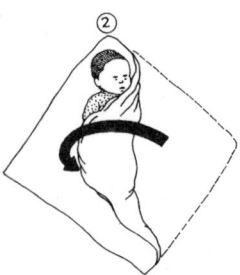

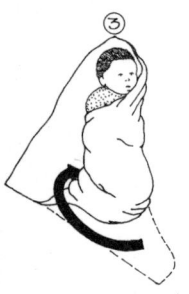

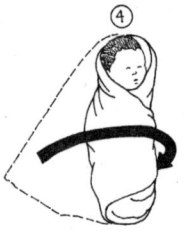

la porta-bebés frontal para que oiga los latidos de tu corazón (hay quien dice que los bebés que son «llevados» con frecuencia de ese modo suelen llorar menos).
- Le hablas con una voz relajante o tranquilizadora, o ambas cosas.
- Le metes un dedo en la boquita o le das su propia manita o un chupete para que pueda chuparlos.

Otras técnicas para calmarlo
- Envolverlo en una manta. Envuelve al bebé de forma ceñida en una mantita, puedes dejarle o no una mano cerca de la boca para que se chupe el dedito (se calmará al hacerlo). A veces cuando está envuelto en una manta se tranquiliza porque esta situación se parece mucho a la del útero. La sensación de tener las manos y los pies libres puede ser para él como la de estar perdido en el espacio.

  Para envolverlo colócale la cabecita sobre una de las puntas de la manta. Dobla ahora una esquina sobre su cuerpo y métela bajo el otro costado del niño. Dobla luego la parte inferior y métela en la parte abierta. Dobla la última punta sobre su cuerpo y métela en algún pliegue de la manta. (Es como doblar una bandera... antes de irte del hospital pide a alguna enfermera que te muestre cómo se hace.)
- Ponle música. Puedes adquirir casetes o CDs con canciones de cuna tranquilizantes o con sonidos especiales relajantes que imi-

tan los que el bebé oía en el útero o con latidos del corazón en el departamento infantil de los grandes almacenes, en las tiendas especializadas en productos para bebés, en algunas jugueterías y en los catálogos de artículos para bebés. Si le cantas algo te resultará más barato y funcionará igual de bien. No te olvides de intentarlo con la radio.

- Haz algún ruido. Aunque la «música» también puede sonar como un ruido, depende de cómo cantes. Pero en este caso me refiero a lo que a veces se llama «ruido blanco», ese zumbido estable procedente de algún objeto que a veces irrita a los adultos pero que hace dormir a los bebés como por arte de magia.

  Enciende la aspiradora cerca de tu hijo (o llévalo a cuestas en una mochila portabebés frontal mientras la usas). La vibración y el ruido constante tranquiliza a muchos niños.

  El zumbido de la campana de la cocina también suele funcionar. El ruidoso ventilador de una habitación o el aparato del aire acondicionado podría surtir el mismo efecto.

  Combina el ruido con otras técnicas, como la de envolverlo en una mantita. O enciende un ruidoso ventilador mientras lo meces envuelto en una manta.

  Llevarle a dar una vuelta en coche también funciona. La vibración y el zumbido del motor a veces basta para tranquilizarlo.

- Dale un masaje. Se han publicado un montón de libros y vídeos sobre este tema y también se imparten cursillos, y muchos padres descubren que su bebé se calma al darle un masaje suave en los brazos, las piernas, el pecho, la espalda y la cabeza. Aunque no hayas hecho ningún cursillo, mientras lo sostienes o mientras él (o los dos) está en la bañera (recuerda que los bebés que aún conservan el cordón umbilical no deben lavarse en ella), intenta frotarle la espalda o el estómago, así le aliviarás el dolor producido por los gases.

- **Muévelo.** Tan sólo hace una generación ¿cómo se criaba a los niños si aún no se habían inventado los columpios para bebés? Supongo que llevándolos a menudo a dar una vuelta en coche. (¿Y antes de inventar el coche?)

A propósito, los columpios pueden usarse con bebés de menos de un mes si se usa un columpio-cuna o una mecedora. Si tu hijo está en un columpio-cuna, asegúrate sobre todo de que no ruede a cada balanceo. En el caso de la mecedora, comprueba que el bebé tenga la cabecita derecha y bloquéasela con una toalla arrollada o una almohada especial para este fin. Y abróchale el cinturón de seguridad.

Los bebés de poca edad tienden a caerse hacia delante, hacia los lados o a escabullirse por el asiento del columpio. No le dejes nunca solo en él, por más tentador que sea (por eso algunos padres lo llaman el «abandona-mático»).

Otros movimientos que tambien parecen calmar a un bebé son los de andar con él en brazos, salir a pasear con el cochecito o sacarle a dar una vuelta en coche (el movimiento, el aire fresco o el cambio de escenario, o todo ello junto, suele ayudarle. Un cambio de escenario te ayuda a ti también.

Un cambio de escenario te ayuda a ti también

Lo mismo ocurre con el ciclo del centrifugado de la lavadora. Cierra primero la tapa de la lavadora, como es natural. Sienta después a tu hijo en la sillita del coche o en su tumbona, abróchale el cinturón de seguridad y colócalo encima de la lavadora. Sostén sobre todo la sillita y pon el ciclo del centrifugado. Nunca lo hagas sin sostener la sillita con las dos manos durante todo el tiempo. Si el bebé se pone a llorar más o lo hace con más fuerza ¡olvídate de este método y abrázale!

Ten en cuenta que a los bebés a los que les gusta el silencio, una iluminación tenue y las nanas, posiblemente no les entusiasme la técnica calmante del movimiento. Otros sólo se calman si se les hace botar suavemente o con algún ritmo.

- Mantenlo calentito. Llena una botella de agua caliente, tiende al bebé boca abajo, pónsela debajo de la barriguita y cúbrelo con una toalla o una mantita. O dale un baño caliente, si tiene edad para estar en la bañera. (No uses nunca una manta eléctrica.) Si la temperatura que hace es de 32 ºC y el día es húmedo, báñalo con agua fría con una toallita.

Elige uno de estos métodos y aplícalo durante 10 o 15 minutos

Elige uno de estos métodos y aplícalo durante 10 o 15 minutos. Si no funciona, prueba otro. Si cambias de método al cabo de varios segundos o minutos le estimularás demasiado, cuando lo que en realidad necesita es un cierto tiempo para relajarse.

¿Incómodo o enfermo?

SABER SI UN RECIÉN NACIDO pretende comunicar con su llanto que está incómodo, enfermo o herido, es algo muy difícil y frustrante.

Los profesionales de la salud dicen que prefieren que los padres los llamen enseguida cuando su bebé enferma o incluso que les hagan «preguntas tontas», a que esperen demasiado tiempo antes de hacerlo y descubran más tarde que los síntomas o la enfermedad del pequeño se han agravado. Si llamar a tu médico te intimida o te asusta, cambia de pediatra.

Vigila a tu hijo, tómale la temperatura y anota todos sus síntomas y las preguntas que tengas. (Deja el bloc y el bolígrafo cerca del teléfono para escribir las respuestas.)

Aquí tienes algunas pautas:

Cuándo llamar al médico

- Llama al médico básicamente cuando la temperatura rectal del bebé sea de 38 ºC o más *(véase la sección sobre cómo tomar la temperatura rectal, p. 121)*, o si su conducta o su personalidad cambian (pérdida de apetito, cambio de color o de hábitos respiratorios, está demasiado silencioso, llora por nada, etc.), o si suceden ambas cosas. Tú eres la persona que mejor le conoce, le conoces más de lo que crees, o sea que si piensas que está enfermo, confía en tu instinto. Si sientes que algo no va «bien», llama a la consulta del médico. ¡Escucha a tu instinto!

Para un recién nacido, la versión más larga es **llama al médico enseguida si:**

- Parece estar enfermo, tiene poca energía o está demasiado callado.
- Si cambia su forma de respirar (llama al 061 si deja de respirar o le cuesta hacerlo), su apetito o su nivel de energía.
- Si tiene la erupción del pañal o algún tipo de sarpullido o mancha que no parezca un arañazo o una picadura de mosquito normal.
- Si vomita (después de comer arrojando con fuerza lo que ha ingerido en vez de «regurgitar»), pierde el apetito o arroja todo cuanto come. Observa si en el vómito hay restos de sangre o de bilis (es de color verde), o si su olor es inusual. ¿Vomita al toser?
- Si tiene diarrea, en especial si hay restos de sangre o pus en ella. Observa el color y la frecuencia de las deposiciones, y también la consistencia de las mismas. Pero no te pongas a contar los pañales sucios antes de llamar al médico. *(Véase la sección «¿Es diarrea?» del capítulo «La eliminación», p. 86.)*
- Se pone a llorar al moverlo o parece que le duele algo.
- Llora de modo inconsolable, probablemente no tenga nada que ver con un cólico *(véase en este capítulo, «El llanto» y «El cólico»).*

- Los ojos le brillan menos.
- Se ha caído, se le ha caído a alguien o se ha dado un golpe y tiene una contusión, alguna zona enrojecida o un morado.
- Si la piel o el blanco de los ojos están amarillentos, podría indicar que tiene ictericia.

Llanto inconsolable

Cuando parezca no haber ninguna razón para que siga llorando, pregúntate:
- ¿Ninguno de los otros métodos ha funcionado y el bebé parece seguir «llorando por nada»?
- ¿Tiene mi hijo dos o tres semanas, o más?
- ¿Se pone a llorar a las 5 de la tarde y continúa hasta la medianoche (o aún peor, continúa haciéndolo todo el día)?

Si la respuesta de dos o tres de estas preguntas es «¡sí!», puede que tu hijo tenga un cólico.

¿Qué es un cólico?

Es una buena pregunta. La respuesta es breve: nadie coincide en ello. Hay muchas definiciones, muchas causas posibles y ningún remedio seguro. (Por eso se han escrito libros únicamente sobre este tema.)

Pero para el fin que aquí nos concierne, un cólico es «eso» que hace que un bebé normal y feliz se convierta en uno que llora o se queja por nada casi sin cesar, durante más de tres horas al día, a menudo por la noche, sin ninguna razón aparente. El cólico puede «empezar a declararse» a lo largo de 2 o 3 semanas, llegar al apogeo al cabo de 6, y acabar a las 12 semanas. Durante este tiempo los padres han de pasar una dura prueba y a menudo tienen la impresión de haber fracasado en ella.

Hay muchas definiciones, muchas causas posibles y ningún remedio seguro

Algunos profesionales de la salud insisten en que un «verdadero cólico» es cuando el bebé llora con más fuerza aún y no deja de hacerlo las veinticuatro horas del día.

Pero no hay acuerdo sobre la causa ni el remedio.

Algunos bebés levantan las piernas como si les doliera la tripita a causa de los gases, o eructan, o expulsan gases. Durante años se recomendó cambiar la lactancia por el biberón, cambiar la fórmula láctea habitual, cambiar la dieta de la madre o intentar alimentar al bebé con leche de cabra pasteurizada.

Se solía culpar injustamente a las madres de estar demasiado nerviosas, de no tener suficiente leche o de ser ésta «inadecuada», o de tomar una dieta equivocada. Las alergias y las infecciones en el tracto urinario también se consideraron otras causas.

Una explicación podría ser que el sistema nervioso central de un bebé de corta edad es tan inmaduro que, después de ser estimulado todo el día, simplemente estalla por la noche. El llanto libera la presión acumulada. Pero cuando tiene cerca de tres meses, ya es más capaz de procesar toda la acción que tiene lugar en su mundo y no necesita «despresurizarse».

Sea cual sea la razón, nadie ha encontrado aún la medicina mágica o el método para detener el cólico.

Cuidar al bebé con cólico

Si tu bebé tiene un cólico o llora con facilidad, pide consejo al pediatra para asegurarte de que no esté enfermo o lastimado, o de que no tenga cualquier otra cosa, como una infección en el oído o en la vejiga, o la erupción del pañal.

Aplica después una de las técnicas calmantes anteriores.

- Prueba sólo una técnica durante 15-20 minutos, deja luego al bebé en la cama «sin hacer nada» unos 15 o 20 minutos. Dejarlo más de 20 minutos o intentar varias técnicas calmantes podrían ponerle más nervioso aún.
- Déjale llorar durante 15-20 minutos mientras está en la cama «sin hacer nada». Aunque te parezca un método duro y cruel, a veces los bebés se desahogan llorando hasta que se duermen, y tú no puedes hacer nada para evitarlo. (Si no puedes esperar 20 minutos, programa el reloj para 10 y entra luego a su habitación. Diez minutos pueden parecerte una eternidad...)
- Pregunta a otros padres y al personal de alguna farmacia qué es lo que les ha funcionado a ellos o a los clientes que conocen. A veces salen nuevos productos que vale la pena probar. Por ejemplo, algunos bebés se calman en un columpio-cuna que crea una situación similar a viajar en coche a casi noventa kilómetros por hora.
- Si realmente son gases intestinales o intolerancia a la leche, hoy día se pueden adquirir diversos antiácidos para bebés sin necesidad de receta. Pero antes de dárselo consúltalo con el pediatra.

No esperes que lo que te ha funcionado una vez, vuelva a hacerlo siempre, o incluso encontrar algún método que te dé resultado

Considera la alternativa de dejar cada día a tu hijo durante una hora o más con un familiar, con una amiga comprensiva o con una canguro. Estar con un bebé que ha estado llorando cada noche durante ocho semanas podría agotar incluso hasta a la Madre Teresa. Afrontarás mejor la situación si te tomas un descanso periódicamente.

No te lo tomes como algo personal. (Repítetelo cada 10 minutos aproximadamente.)

No te lo tomes como algo personal

El ABC de la salud de tu hijo, de William Feldman, Oniro, Barcelona, 2000.

Tu pediatra en casa, de Lyonel Rossant, Ediciones B, Barcelona, 2002.

Lecturas

NO TE SORPRENDAS si descubres que las mamás recientes se echan a llorar por nada después de dar a luz, normalmente durante una semana, aunque a veces les dura hasta seis. Se debe a un desequilibrio hormonal.

Este estado puede agravarse con la falta de sueño, la ansiedad que provoca la maternidad, el no encontrarse demasiado bien después del parto, un resultado inesperado en el embarazo, la congoja de un parto difícil, un amamantamiento problemático, los ajustes que tienen lugar al final del embarazo y los nuevos papeles como madre/familia. No es de extrañar que muchas mamás primerizas hayan dicho: «Si tengo a este hermoso bebé y se supone que he de estar tan feliz, ¿por qué me siento tan desdichada?».

La mayoría de los médicos sólo recetan esperar a que este período transcurra.

Si no obstante entras en una profunda depre-

Mamá llora

«Si tengo a este hermoso bebé y se supone que he de estar tan feliz, ¿por qué me siento tan desdichada?»

sión, si no quieres comer, no tienes ganas de levantarte de la cama, sientes que has perdido el control, tienes pensamientos suicidas o quieres abandonar o lastimar al bebé, llama a la consulta del obstetra de inmediato y cuéntale que tienes una seria depresión posparto y que necesitas que te ayude de inmediato.

Si no te responde apoyándote, llama al teléfono de ayuda de la Salud Mental (en España, 922 749 338) y pregunta dónde podrían ayudarte a superar una depresión posparto, o contacta con Depresivos Solidarios (en España, 906 293 304). En la actualidad muchas clínicas y hospitales importantes ofrecen también grupos de apoyo. El papá también ha de animar a la mamá primeriza a buscar ayuda si ella está tan deprimida que es incapaz de hacerlo por sí misma.

El primer o segundo mes pueden ser muy difíciles

Además del problema de los trastornos hormonales, ten en cuenta que el primer mes (o el segundo o el tercero, depende del bebé y de los padres, y de su situación) pueden ser muy difíciles. Quizá estés cansada, no te encuentres bien del todo o tengas un bebé al que cueste tranquilizar. O tal vez no te enamores de él enseguida, o no recibas del padre de tu hijo el apoyo emocional o la ayuda física que necesitas, o te sientas atrapada en tu casa, lejos de tu antigua vida y profesión.

Es importante que alguien te ayude a cuidar del bebé o a ocuparte de la casa, o ambas cosas a la vez. Di al papá de tu hijo, a una amiga o a un familiar que necesitas ayuda (a la mayoría de la gente le gustará que se la pidas, te lo digo de verdad), y sé concreta («Necesito que me prepares una buena cena, que laves los platos y que vigiles al bebé mientras echo una siesta o me doy una ducha»).

Si puedes sal de casa, porque un cambio de escenario va de maravillas para la psique. (Probablemente puedas también salir con el bebé, pero no te sientas culpable si lo dejas en casa con alguien por un rato.)

PARA UN NUEVO PAPÁ el nacimiento de un hijo también es un gran acontecimiento, aunque sus sentimientos o su agotamiento físico puedan pasar desapercibidos al centrar toda la atención en el recién nacido y en la mamá.

Si el papá presenció un largo parto y luego salió corriendo para hacer llamadas telefónicas, debe de estar muy cansado físicamente. Y si duerme con la mamá y el recién nacido, probablemente esté tan falto de sueño como ellos.

Muchos nuevos padres se sienten embargados de emoción y sobrecogidos por la experiencia del parto (o deprimidos si se la perdieron). En algunas ocasiones se sienten excluidos de la especial intimidad que comparten la mamá y el bebé, sobre todo si ella amamanta al hijo. En otras, sienten haber adquirido una pesada carga de responsabilidad al tener que «ocuparse» de su nueva familia, tanto en el sentido económico como en otros.

Después de haber presenciado el parto y de ver a la mamá amamantando a su hijo, no es inusual que los sentimientos sexuales del papá cambien o que se sienta confundido. Puede que no practiquéis el sexo durante mucho tiempo y

Papá llora

Muchos nuevos padres se sienten embargados de emoción y sobrecogidos por la experiencia del parto

que sea distinto cuando lo hagáis de nuevo. Las diferentes historias sobre la reanudación de la vida sexual incluyen desde una mujer que quedó encinta a la primera semana de haber dado a luz, hasta una pareja que no practicaron el sexo en dos años. (No te sientas mal si tu caso se parece más al de la segunda pareja.)

A los papás puede resultarles útil un grupo de apoyo para padres primerizos. En estos grupos se suele hablar de unos temas en concreto que los expertos sacan a relucir en cada reunión. Sugiere los temas que te interesen en especial.

Date un tiempo para adaptarte a tu nueva paternidad (más de un par de semanas... quizá varios meses o un año). Pero si el asunto se alarga o os causa problemas, considera recurrir a un profesional para analizar durante un breve tiempo tu cambio de papel y tus sentimientos. Aunque puedas hablar de tus experiencias con otras personas y compartirlas, un buen psicólogo hará más que escucharte y decir: «Sí, eso también le pasó a Manolo, ¡qué coñazo!», y te sugerirá algunas técnicas o te dará unas ideas en concreto para solucionar los problemas, con tu pareja o sin ella.

Los chupetes

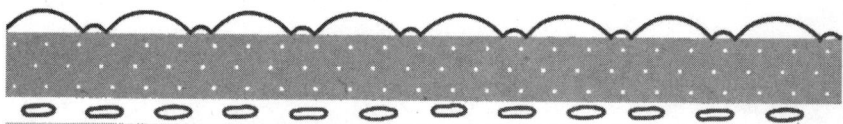

El hecho de si a los bebés se les ha de calmar con el «enchufe» sintético en lugar de que lo hagan por sí solos o de que se ocupe de ello la persona que los cuida sigue siendo un tema de debate.

Los padres han de averiguar qué le ocurre al bebé antes de meterle el chupete en la boca (*véase la lista de por qué llora en el capítulo «El llanto»*). En algunos casos son los padres y no los bebés los adictos al chupete, ya que es más fácil darle el «tete» que averiguar qué le pasa. A veces, sin embargo, un chupete que calme a un bebé es una bendición. Aunque muchos de ellos puedan chuparse la mano o los dedos para tranquilizarse y lo acaben haciendo, quizá tarden varias semanas antes de conseguir meterse la mano en la boca.

Los bebés necesitan succionar (este deseo puede durarles menos de un año). El reflejo de succión asegura que el bebé se alimente. Muchos de ellos se sienten ya satisfechos al darles el pecho o el biberón. A esta clase de bebés el chupete puede gustarles tanto que prefieren no mamar. Otros necesitan succionar más aún y se chuparán las manos, los dedos de los padres, los chupetes o cualquier cosa que puedan meterse en la boca. A veces un chupete es lo único que hace callar a un bebé.

A veces un chupete que calme a un bebé es una bendición

Si decides darle el chupete

A algunos bebés no les gusta el chupete o sólo lo quieren más adelante

- Adquiere los que ponga en la etiqueta «fisiológicos», ya que tienen la forma ideal para el desarrollo de la lengua o del paladar. Si a tu hijo no le gusta este tipo, o cualquier otro, no te preocupes. A algunos niños no les gusta el chupete o sólo lo quieren más adelante. Y a tu hijo no se le deformará la boca por haber usado un chupete tradicional. También puedes adquirir chupetes «para recién nacidos».
- Adquiere los de silicona en vez de los de látex/caucho, porque duran más y al ser también más resistentes reducen el riesgo de que el bebé se ahogue. Además se pueden lavar en el lavaplatos. (Pero si la tetina del biberón es de caucho, seguramente preferirá el chupete de caucho.)
- Adquiere los que tengan agujeritos alrededor de la parte protectora o del disco que rodea la tetilla, para que el aire circule y la piel no se le irrite con la saliva. *La parte protectora ha de ser lo suficientemente grande para que no pueda metérsela en la boca y tener agujeros de ventilación para que el bebé pudiera respirar en el caso de acabar metiéndosela en ella.*
- Antes de usarlo, lava el chupete nuevo y comprueba tirando de él que no se rompa ninguna parte (el bebé podría ahogarse). Haz también con frecuencia la misma prueba con los chupetes antiguos.

Además:
- No uses nunca un chupete hecho en casa (no cumplirá las normas de seguridad).

- No le ates nunca un chupete alrededor del cuello ni se lo sujetes con un cordón (podría estrangularse).
- No sumerjas nunca el chupete en miel (podría causarle botulismo) o en otras sustancias como alcohol, jarabes o leche (podría producirle caries o una infección en las encías).
- Para que lo acepte «juguetea» con él acariciándole la mejilla o los labios con la tetilla del chupete como si intentaras darle el pecho o el biberón. Antes de que lo acepte y lo succione ávidamente, quizá tengas que frotarle el paladar con la tetilla del chupete o sostenérselo dentro de la boca durante algunos segundos.

La alimentación

«Lo que entra y sale de la boquita de un bebé»

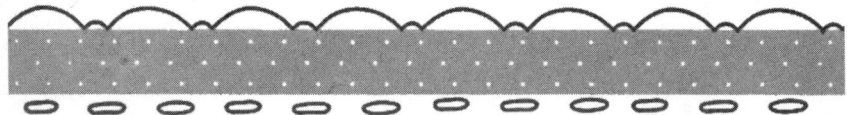

Como los bebés en general sólo empiezan a tomar alimentos «sólidos» a partir de los cuatro meses, hasta ese momento se alimentan con leche materna o con biberón, o con ambas cosas.

No le des nunca a un bebé de corta edad leche de vaca. Tiene demasiadas proteínas y algunos minerales, pocas vitaminas y hierro, y es demasiado fuerte para sus riñones y su sistema digestivo. No ha de cambiar la leche materna o la fórmula láctea por la leche de vaca entera hasta los 12 meses o más.

¿Pecho o biberón?

¡Vaya, qué pregunta más delicada!

¡VAYA, QUÉ PREGUNTA más delicada! Al parecer ninguna madre es indiferente a ella y cada una cree profundamente en el método(s) usado. Algunas madres lo convierten casi en una cruzada. Pero como hay tanta información errónea al respecto y el tema despierta tanta pasión, he elegido incluir esta sección, ¡aunque más tarde me arrepienta!

Casi cualquier embarazada ha oído historias de madres que cuentan que amamantar a su hijo ha sido la experiencia más agradable del día o que tuvieron tanta leche y les gustó tanto hacerlo que amantaron gustosas a bebés exigentes que no eran suyos. Otras en cambio dicen que les hacía tanto daño que las lágrimas les rodaban por las mejillas cada vez que daban el pecho a su hijo.

Quizá sólo puedas decidir se deseas seguir dándole el pecho después de nacer tu hijo y de haberlo estado amamantando durante algunas semanas. Los expertos dicen que es normal que las madres tengan altibajos y que antes de comprometerse a amamantar al bebé prefieran someterse a un período de prueba de un par de semanas. Algunos afirman que para que se convierta en una rutina agradable se necesita hasta tres meses. Según el estudio realizado por un fabricante de fórmula láctea, el 70 por ciento de los bebés lactantes de EE. UU. son destetados a los 3 meses de edad, justo cuando los problemas del amamantamiento empiezan a solucionarse.

Son muchos los médicos que coinciden en que la lactancia natural es lo más adecuado. Pero cuando la experiencia le resulta muy desagradable a la madre por algún motivo físico o emocional, son muchos también los que piensan que el bebé sentirá la tensión y el resentimiento maternos y que en ese caso es mejor la experiencia positiva del biberón que la negativa del amamantamiento.

En el pasado el amamantamiento era un tema privado, pero hoy día apenas lo es. Los amigos, los parientes y los vecinos te preguntarán si a tu hijo le das el pecho o el biberón, por qué has elegido este método y cómo te va.

Es muy probable que a ti, querida lectora, te hayan criado con biberón (o con lo que entonces se consideraba una fórmula láctea). Después de todo no ha pasado tanto tiempo, sólo una generación, y en aquella época casi cada madre se benefició de las ventajas de las fórmulas lácteas que acababan de salir al mercado al creer erróneamente que aquel producto era superior a la leche materna.

En la actualidad ha habido un cambio de opinión y las nuevas mamás se sienten obligadas a amamantar a sus hijos. La leche materna se considera el alimento perfecto para el bebé (¿y qué clase de madre desearía negárselo?). Los fabricantes de fórmula láctea han perdido la buena reputación. Se les ha dicho a las mujeres que casi todas pueden amamantar a sus hijos «si lo desean».

Pero la lactancia artificial no es mala. Muchos bebés se alimentan con biberón (incluyendo casi todos los adoptados) sin que estén por ello enfermos, obesos, insatisfechos o poco unidos a sus madres, y sin que ellas se sientan distantes de sus bebés emocionalmente. La mala fama de los fabricantes de fórmulas lácteas surgió cuando éstos convencieron a las mujeres de los países en vía de desarrollo, en los cuales la fórmula láctea se diluía o se mezclaba con agua contaminada, de que la alimentación con biberón era mejor que amamantar a sus hijos. (A propósito, el contenido de los preparados lácteos ha mejorado desde la fórmula «mezcla tu propio preparado» de los años 50.)

Pero sea por la razón que sea, las mamás que prefieran un método al otro, o que los vayan alternando, no han de sentirse culpables. Como una sensata comadrona aconsejó: «La maternidad no consiste sólo en dar el pecho o el biberón». En el primer mes tendrás también que preocuparte de otras cosas.

Hagas lo que hagas, sólo te incumbe a ti. El médico, la comadrona, el pediatra o cualquier

> **Las mamás que prefieran un método al otro, o que los vayan alternando, no han de sentirse culpables**

otro profesional de la salud han de apoyarte elijas el método que elijas (¡así como tu esposo, la familia y los amigos, en un mundo ideal!).

Lactancia natural

Esta obra no incluye la información de los libros y vídeos publicados sobre la lactancia natural ni la de las clases que se han dado al respecto, sino que trata sobre unos temas que posiblemente te resultarán útiles en el primer mes de vida de tu bebé, período en que como la mayoría de las madres aún no trabajan fuera de casa la jornada completa, intentan dar el pecho a su bebé.

Información y ayuda

Dar el pecho no es tan fácil como parece y necesitarás información y un montón de ayuda. Ten en cuenta que el destete, el suplementar la alimentación con biberón o con alimentos sólidos, la dentición y otras cuestiones surgirán después del primer mes, de modo que será conveniente que busques más información si decides amamantar a tu hijo.

Es posible que empieces a darle el pecho en la sala de partos. Algunas investigaciones muestran que el bebé que ha sido amamantado una hora después de nacer aproximadamente, a la larga lo hará con más facilidad que aquellos a los que pusieron a dormir y alimentaron con agua azucarada al cabo de cuatro o cinco horas. (A la mamá también le subirá la leche con más rapidez y con menos problemas.) Pero también puedes empezar a darle el pecho unos días después del parto. Los bebés nacidos por cesárea, por ejemplo, que no pueden mamar hasta varias horas o incluso un día o dos después de nacer, acaban en general haciéndolo sin ningún problema.

Si mientras estás en el hospital nadie te ayuda, pide a alguna enfermera que compruebe si sostienes a tu hijo correctamente y que te muestre otras formas de hacerlo mientras él se alimenta. Pregunta si en el hospital o en la consulta del médico hay alguna enfermera experta en lactancia, incluso puede que vaya a tu casa para asesorarte. Es importante empezar este período con buen pie.

La Liga de la Leche se describe como «una organización sin ánimo de lucro dedicada a apoyar la lactancia natural por todo el mundo a través de la educación, la ayuda de madre a madre y una red de 8.000 monitoras reconocidas en 46 países» y que «después de haber estado ayudando durante 35 años a las madres a amantar a sus hijos, no hay ninguna cuestión demasiado importante o nimia que no pueda resolver». Si deseas recibir gratis una colección de hojas informativas, manda una postal con tu nombre y dirección a: La Liga de la Leche, Apartado 5044, 48080 Bilbao (España).

Ventajas de dar el pecho

CASI TODOS LOS MÉDICOS coinciden en que la leche materna es el mejor alimento para el bebé. Nutricionalmente es equilibrada y protege contra algunas enfermedades y alergias. Algunas investigaciones han demostrado que los bebés alimentados con leche materna tienen un cociente intelectual más alto. Los fabricantes de fórmula láctea no han logrado duplicar sus cualidades.

Otras ventajas son: es económica, suele ofrecerse a la temperatura «idónea», es más rápida de preparar que un biberón, es en especial práctica al alimentarlo por la noche y además las heces del niño no huelen mal. Favorece en la madre la contracción del útero y la recuperación de su tamaño anterior y es una experiencia agradable que ayuda a crear un vínculo afectivo entre la madre y su hijo. Los loquios (el flujo sanguinolento que elimina el útero después del parto) cesan más pronto; y algunos investigadores sugieren que las mujeres que dan el pecho corren menos riesgo de contraer cáncer de mama.

> Casi todos los médicos coinciden en que la leche materna es el mejor alimento para el bebé

LAS POSIBLES desventajas o inconvenientes que tiene son: la mamá es la única que puede alimentar al bebé (pero otras personas pueden alimentarle con un biberón de leche materna extraída). Los pezones están doloridos, se agrietan o sangran (molestias que normalmente pueden evitarse o que desaparecen al cabo de dos semanas al colocar al bebé correctamente). Los pechos se congestionan dolorosamente o se infectan (en el caso de la mamá es una mastitis, en el del bebé, una infección de la mucosa bucal llamada «muguet». Los pechos secretan leche en momentos inapropiados, como en el trabajo o al hacer el amor (la secreción acaba cesando, o bien puedes adherir en el interior del sujetador unos discos protectores hasta que cese). No hay forma de saber cuánta leche consume exactamente el bebé (pero puedes averiguarlo contando los pañales sucios y el peso que ha ganado). Las mamás pueden sentirse sin energía y más cansadas (pero las que dan el biberón también se sienten fatigadas). Hay limitaciones en la dieta de la madre, en la ingestión de fármacos (incluyendo la píldora anticonceptiva), en

Posibles desventajas

el consumo de alcohol y en el vestuario. Al dar el pecho en público otras madres o determinadas personas pueden sentirse incómodas (pero si te organizas, puedes amamantar a tu hijo guardando las «apariencias»). En el proceso del amamantamiento experimentarás altibajos posiblemente durante varias semanas: primero te irá bien, después surgirá algún problema y luego volverá a irte bien (pero dar el biberón también tiene sus contratiempos). Es posible que hayas de extraerte leche del pecho en el trabajo y preparar un biberón para el bebé cuando vuelvas de él.

Las mamás que han tenido una buena experiencia al amamantar a sus hijos dicen que no te dejes asustar por la lista anterior

Las mamás que han tenido una buena experiencia al amamantar a sus hijos dicen que no te dejes asustar por la lista anterior (por eso los paréntesis contienen observaciones). Muchas de las desventajas son pequeñas y en general las ventajas las sobrepasan. Por ejemplo, cambiar el vestuario y la dieta no supone ningún problema (probablemente ya estabas comiendo bien durante el embarazo). Y es posible que nunca contraigas una mastitis ni que te sangren los pezones, aparte de que puedes prevenir esas afecciones. Si te informas bien sobre el amamantamiento y estás motivada, apoyada y te lo tomas en serio, superarás cualquier problema y constituirá una hermosa experiencia para ti.

Información básica para dar el pecho

- Durante los primeros días después del parto y también un poco antes, las glándulas mamarias secretan el calostro, un líquido que no es leche, cargado de anticuerpos, proteínas y otras sustancias beneficiosas para el recién nacido.

- Cuando la leche «sube», lo cual puede ocurrir desde el segundo día del parto hasta el séptimo, el pecho está caliente, se endurece y se nota dolorido (congestionanado). El grado de molestia varía de una mujer a otra, pero, si ha de servirte de consuelo, es menos doloroso con el segundo hijo y entonces suele durar uno o dos días.

  Para evitar o aliviar la congestión, cuando sientas estas molestias alimenta a tu hijo con frecuencia y date un masaje en el pecho con un movimiento descendente, desde la axila hacia el pezón. Amamantar al bebé, usar un extractor de leche o extraer manualmente la leche ayuda a eliminar la congestión, así como dar el pecho con frecuencia. Contacta con el médico o la comadrona para que te sugieran otras ideas o te receten algún medicamento.
- Aunque el bebé se muestre exigente, dedícate un minuto a ponerte cómoda. Coge varias almohadas, sírvete un vaso de agua o de zumo de frutas, siéntate en una silla cómoda y coloca los pies sobre un taburete.
- Tu comodidad y el éxito de un buen amamantamiento dependen de cómo sostengas a tu hijo. Ve moviéndolo con regularidad de manera que vacíe distintas partes del pecho y estimule todas las partes del pezón, así evitarás que éste te duela.

  Las madres en general sostienen a su hijo contra el pecho, dándoles un poco la vuelta para que el estómago del bebé esté en contacto con el de la madre. Si no le ves

Tu comodidad y el éxito de un buen amamantamiento dependen de cómo sostengas a tu hijo

la cara no te preocupes ni temas que pudiera ahogarse, si es necesario aparta el pecho de su nariz. Acerca su antebrazo hacia tu cintura y sostenle la cabeza y la espalda con tu brazo. Aliméntale tendida o sentada. Si estás sentada, estaréis más cómodos si colocas una almohada bajo su cuerpo o tus pies, o ambas cosas a la vez.

- Para adoptar la llamada sujeción «de fútbol» coloca a tu hijo sobre una almohada, sostenla bajo su espalda como si llevaras una pelota y levántale la cabecita hacia tu pecho.
- El recién nacido «busca» instintivamente el pezón volviendo la cabecita hacia él. Si con el pezón le frotas la boca o la mejilla, le ayudarás a abrir la boca. Haz retroceder el pecho desde la areola usando el pulgar y los dedos moviéndolos en un semicírculo, sin pellizcarlo.
- Cuando «se agarre» al pezón, asegúrate de que se ponga en la boca la mayor parte posible de la areola. Quizá tengas que empujarle suavemente la barbilla para que abra bien la boca. Al alimentarse, ha de mover las mandíbulas en vez de succionar con las mejillas hundidas, y posiblemente verás u oirás cómo se traga la leche. Sostenerlo en la posición correcta evita a muchas mujeres que los pezones queden doloridos o reduce este problema.
- Cuando tu hijo haya terminado o necesites dejar de darle el pecho, métele el dedo en la comisura de la boca para que deje de suc-

cionar, ya que hacerlo tirando de él puede ser muy doloroso.

- Cuando acabe de mamar, se dormirá, alejará la cabecita del pecho, dejará que la leche gotee o la escupirá. A veces los bebés se duermen después de ingerir un poco de leche caliente y hay que despertarlos para que acaben de comer. Cuando esto suceda, límpiale la cara con una toallita húmeda o cámbiale el pañal para ayudarle a despertarse. Por lo general el tiempo de la tetada es de 10 minutos en cada mama.
- Los recién nacidos normalmente maman cada dos o tres horas. Si esperas mucho más tiempo los pechos pueden congestionarse.
- Los bebés en general obtienen la leche que necesitan en menos de 10 minutos, pero pueden desear mamar durante más tiempo, incluso llegan a tardar 20 minutos en cada pecho. Deja que tu hijo lo haga si a los dos os resulta cómodo, ya que el amamantamiento satisface el reflejo de succión. Como el bebé succiona con más avidez el primer pecho porque tiene hambre, lo vacía más deprisa.
- Intenta alimentar a tu bebé con ambos pechos cada vez que le des de mamar. Algunos recién nacidos sólo necesitan al principio «vaciar un pecho» y a algunas mamás se les aconseja hacerlo para que su hijo obtenga tanto la leche «del principio» como la «del final». Pide consejo a tu médico o a alguna enfermera experta en lactancia.

Algunas madres para saber qué pecho han de dar, se colocan un imperdible en el tirante del sujetador que corresponde al pecho que el bebé acaba de vaciar o se ponen la alianza en la otra mano.

Si un pezón está más dolorido que el otro, empieza con el que lo esté menos.

- Cuando ya mame con fluidez, puedes ofrecerle un biberón con leche materna extraída o con fórmula láctea. De ese modo la transición será más fácil cuando lo destetes o cuando reanudes el trabajo y él tenga que tomar el biberón mientras tú estés fuera. Algunos expertos aconsejan esperar a que el bebé tenga tres semanas para hacerlo y que sea otra persona la que le dé el biberón para que se vaya habituando a ella.

- Conserva la leche materna en la nevera como máximo 24 horas (hay quien dice hasta 48 horas) en un recipiente o una botella limpia de plástico. La leche materna congelada se conserva dos semanas (ponla en un recipiente o una bolsa de plástico), aunque algunas mujeres la guardan en un congelador especial de gran capacidad (tipo comercial) durante varios meses (asegúrate de poner en cada recipiente una etiqueta con la fecha de la extracción). No es aconsejable guardarla en la nevera con recipientes de cristal.

- Descongela la leche materna colocando el recipiente de plástico en agua templada o procede a descongelarla lentamente en la nevera. No se aconseja descongelarla en el microondas ni colocándola en agua hirviendo, porque sus nutrientes y anticuerpos desaparecerían al someterla a tan altas temperaturas.

N0 HACE DEMASIADO TIEMPO se recomendaban unos métodos horripilantes para fortalecer los pezones antes del parto. Hoy día no se aconseja ninguna preparación especial, a no ser que los pezones estén invertidos. En tal caso, adquiere unos correctores de pezones y póntelos antes de dar a luz. Otras sugerencias son:
- No te laves los pezones con jabón, jabón líquido o con cualquier otro producto, salvo con agua, ya que esas sustancias pueden producir sequedad y obstruirlos.
- Masajea los pezones con un poco de calostro o de leche materna después de cada tetada y deja que se sequen por sí solos o usa un secador para ir más rápido. Cámbiate además los discos protectores cada vez que estén húmedos para mantener los pezones secos.
- Asegúrate de que tu hijo cubra con la boca toda la areola y no sólo el pezón y de estar sosteniéndole correctamente.
- Su lengua ha de estar debajo del pezón en vez de mantenerla pegada al paladar.
- Si el pezón te duele, frótatelo con un cubito de hielo antes de darle de mamar. Algunos médicos recetan lanolina para ello (pero no a las madres alérgicas a la lana).

Cuidado del pezón

No se aconseja ninguna preparación especial, a no ser que los pezones estén invertidos

La dieta en la lactancia

Aquello que una madre ingiere lo transmite al bebé con la leche. Una madre a la que le gustaba la tarta de ruibarbo afirmó que los pañales de su hijo olían después a ruibarbo.

Lo cual no sólo significa que no debes por el momento volver a tomar la píldora anticonceptiva, por ejemplo, sino que además debes preguntar a tu médico qué fármacos puedes tomar mientras estás amamantando a tu hijo. (Si tienes que extraerte leche mientras estés tomando alguna medicación por algunos días, siempre puedes «extraerla y tirarla».) En el pasado se aconsejaba a las nuevas mamás tomar un vasito de alguna bebida alcóholica para relajarse, pero hoy día no se aconseja hacerlo durante la lactancia. Evita consumir pescado de agua dulce por los altos niveles de mercurio o de PCB [bifenilo policlorinado] que contiene.

Algunas de las comidas que ingieres pueden sentarle mal a tu hijo, como las comidas picantes, los tés de hierbas caseros, mucha fruta (en especial el ruibarbo o las ciruelas) y las verduras que producen flatulencia, como la coliflor, el brócoli, las judías, la col, la cebolla y el ajo.

Qué necesitas para empezar

- Discos protectores, que se colocan dentro del sujetador para no manchar la ropa. Sirven tanto los de algodón lavables como los desechables (o puedes usar un trocito de pañal o de compresa higiénica).
- Un sujetador de lactancia, o dos o tres (muchas mujeres no lo adquieren hasta que la leche les sube, ya que si los compras antes del parto, la talla del sujetador te quedará

pequeña; o adquiere uno de una talla más grande del que usaste en el último trimestre).
- Varios biberones de plástico de 260 ml (aunque un recién nacido no beberá más de 125 ml, en general las primeras semanas beben sólo la cuarta parte o la mitad de un biberón pequeño en cada toma); tetinas de silicona o de vinilo para recién nacidos (son de menor tamaño) y las tapas, que te servirán incluso cuando te extraigas la leche y la guardes en la nevera. (Un «kit inicial» para darle el biberón te servirá, o elige alguno de los diversos estilos y tipos que se venden.) Si eliges el biberón con bolsas desechables que fabrica Avent, puedes guardar la leche materna en la nevera o en el congelador en las bolsas de plástico que lleva este tipo de biberón.
- Una lata de fórmula láctea en polvo por si surge una emergencia.

Lista opcional que puedes adquirir más tarde:
- Un extractor de leche. Muchas madres la necesitan para extraerse la leche, así la canguro puede dársela al bebé con un biberón, o para descongestionarse rápidamente los pechos. Otras se extraen manualmente la leche cuando es necesario sin tener que cogerle el tranquillo al extractor de leche. Los hay eléctricos, a pilas o manuales. Los eléctricos son más caros (pero no necesitan pilas), vienen en tamaño regular o de viaje y se venden más que los que funcionan a pi-

> En el hospital, la clínica o el grupo de apoyo suelen alquilar extractores de leche

las. En el hospital, la clínica o el grupo de apoyo suelen alquilarlos. Antes de adquirir o de alquilar uno, pregunta al profesional de la salud o a la asesora en lactancia qué tipos y marcas te aconseja.
- Un vestido o una camisa especial para madres lactantes con una abertura en la zona del pecho, para no tener que subirte la ropa desde la cintura o desde más abajo.

Lecturas

Como se han publicado tantos libros sobre la lactancia materna, sólo se han podido incluir algunos. Quizá te guste consultar las siguientes obras que encontrarás en librerías o bibliotecas:

Cómo amamantar a tu bebé, de Sheila Kitzinger, Interamericana de España, Aravaca, 1989.

El nuevo gran libro de la lactancia, de Marvin S. Eifer y Sally Wendkos Olds, Medici, Barcelona, 2002.

La lactancia natural, de Hannah Lothrop, Oniro, Barcelona, 1999.

Lactancia artificial

Si le das el biberón por necesidad o porque lo prefieres, no te sientas culpable. Millones de bebés —y casi todos los niños adoptados— se han alimentado con biberón. Si el agua que añades a la fórmula láctea está clorada, lo cual ocurre en la mayoría de las ciudades de nuestro país, y limpias bien el biberón y tomas otras precauciones, no tienes por qué preocuparte por la terrible diarrea u otros problemas atribuidos al biberón en los países en vías de desarrollo.

Además muchas madres modernas acaban optando por alimentar a sus hijos con biberón al cabo de varios meses (a los 6 meses el 80 por ciento de los bebés de EE. UU. son destetados). Aunque la leche materna se considere ideal para el bebé, el vínculo afectivo y la calidez que en general se experimenta al amamantarlo también se pueden compartir al darle el biberón.

LA MAMÁ NO ES LA ÚNICA que alimenta a su hijo y duerme más porque cualquiera puede hacerlo en cualquier momento y lugar. Se reincorpora al trabajo sin necesidad de tener que extraerse la leche. Una vez la leche sube y más tarde se agota, las molestias físicas asociadas a la lactancia desaparecen rápidamente. No ha de seguir ninguna limitación en la dieta, los fármacos o el vestuario. Los padres saben cuánto come su hijo y éste tiende a alimentarse con menor frecuencia, a sentirse «lleno» durante más tiempo y a prolongar las horas de sueño, y todo ello es menos agotador que amamantarle cada dos horas. Al reanudar la vida sexual, ésta no se verá afectada por la secreción mamaria.

ENTRE LAS POSIBLES DESVENTAJAS o inconvenientes, las más importantes se relacionan con la salud de la mamá y el bebé. El biberón, a diferencia de la lactancia natural, no fomenta la recuperación del tamaño anterior del útero y el bebé no recibe los anticuerpos que combaten algunas enfermedades y alergias. Además, como las fórmulas lácteas pueden irritar a algunos bebés, los padres han de probar distintos tipos. Presenta el inconveniente de tener que lavar y preparar el biberón. Sale más caro al tener que adquirir la le-

> El vínculo afectivo y la calidez que en general se experimenta al amamantarlo también se pueden compartir al darle el biberón

Ventajas del biberón

Posibles desventajas

Información básica sobre el biberón

che envasada y los utensilios para el biberón. Hay quien cree que al criar al bebé con biberón es más fácil alimentarle en exceso y que tiende a regurgitar más a causa de ello.

- Haz que darle el biberón sea un tierno acontecimiento. Sostén a tu hijo contra el pecho —no le metas el biberón en la boca sin más— ofreciéndole el contacto piel a piel siempre que sea posible. Cuando haya terminado de comer sigue acunándolo, diciéndole cositas y acariciándolo. Si desea seguir succionando después de haberse alimentado, puedes darle un biberón con agua o el chupete.
- Pregunta al pediatra qué preparado para lactantes has de adquirir. Quizá te aconseje uno enriquecido con hierro.
- Tal vez desees empezar con una o dos latas de preparado en polvo. A la larga desearás comprar este producto si te interesa ahorrar dinero.

Lee las instrucciones

- *Lee las instrucciones.* La dilución incorrecta del preparado puede provocar serios problemas nutricionales. Para la fórmula láctea en polvo usa la cucharita del interior del envase, no intentes sustituir los dosificadores.
- Los preparados en polvo pueden mezclarse con antelación (prepara los biberones que necesitas para un día y consérvalos en la nevera). Un envase abierto de preparado no necesita guardarse en la nevera y dura dos semanas.

- A veces el preparado en polvo que queda sin diluir obstruye la tetina, en ese caso quizá tengas que desbloquearla con una aguja y agitar bien el biberón antes de dárselo (a veces ocurre durante la toma).
- El preparado en polvo que ha de agitarse suele hacer muchas burbujas y el bebé tiene más gases (o arroja más) y eructa con mayor frecuencia. (Para evitar que le produzca tantos gases, en vez de agitar el preparado, remuévelo con una batidora o una espátula que sólo usarás para este fin y prepara el biberón la noche anterior para que «repose». Además, antes de verterlo en el biberón, saca la espuma de la superficie.)
- Antes de abrir el envase, lava siempre la tapa y también el abrelatas, de lo contrario el preparado podría contaminarse con gérmenes.
- No adquieras envases abollados o con la fecha caducada. No guardes los envases en un lugar caliente ni dejes que el preparado líquido esté a punto de congelarse.
- 125 ml (casi la mitad de un biberón grande de 260 ml) suele bastar para alimentarle cada vez (muchos recién nacidos ingieren sólo una cuarta parte o la mitad de un biberón de 125 ml en cada toma). Lo mejor es tirar cada vez los restos del biberón, ya que la saliva del bebé habrá dejado en él bacterias. Prepara la mitad o tres cuartos de un biberón de 125 ml.

Prepara la mitad o tres cuartos de un biberón de 125 ml

Tipos de biberón

Hasta que no tengas práctica, olvídate de los biberones decorados

Hay biberones de vidrio, de plástico o desechables, y tienen una capacidad de 125 ml o de 260 ml.

Los de vidrio pueden romperse y pesan más, pero también es más fácil ver si están limpios u obstruidos. Hasta que no tengas práctica, olvídate de los biberones decorados, es mejor ver bien el interior rápidamente.

Los de plástico coloreado evitan que la luz destruya algunos nutrientes de la leche y son ideales para conservar la leche materna en la nevera.

La otra opción son los biberones «desechables», aunque esta palabra pueda inducir a error. En realidad se trata de un biberón de plástico que carece de fondo equipado con tetillas y tapas. En el interior se coloca la bolsa desechable que contendrá la leche y luego se cubre con la rosca y la tetina del biberón.

Las bolsas de plástico, que contienen la fórmula láctea (o la leche materna), se tiran después de cada toma, evitando tener que frotar el interior de un montón de biberones (pero este sistema aumenta los desechos de plástico). La otra ventaja es que como las bolsas de plástico se van deshinchando a medida que el bebé toma la leche, éste ingiere menos aire. Pero al principio quizá tardes un poco en colocarlas por falta de práctica y además cuestan de preparar con una sola mano (la mayoría de las veces estarás sosteniendo con la otra a tu bebé que llora).

Si eliges este tipo de biberón, no te olvides de adquirir tanto el biberón como las bolsas, y ten en cuenta que este sistema sale más caro que los biberones de vidrio o de plástico.

Algunos fabricantes ofrecen un «kit inicial».

Pero de todos modos lee la lista que aparece más adelante de los objetos que necesitas. Y no temas mezclar productos de distintos fabricantes: por ejemplo, uno de ellos puede fabricar sólo tetinas de caucho para sus biberones, y en cambio otro fabricar tetinas de silicona que se adaptan a biberones de otras marcas.

Calentar el biberón

En primer lugar no es necesario que el biberón esté caliente, la leche muy fría puede hacer que a un bebé de corta edad le duela la tripita, pero la leche fresca es aceptable, y si está a la temperatura ambiente, mejor. Muchos padres preparan varios biberones con leche en polvo, los meten en la nevera y luego cuando los necesitan los calientan un poco. Los nuevos padres y los abuelos, en cambio, prefieren dar el biberón tibio porque se parece más a la temperatura de la leche materna.

En general los padres colocan el biberón bajo un chorro de agua caliente o dentro de un cazo con agua caliente o hirviendo, y después lo agitan y comprueban la temperatura del contenido echándose unas gotitas sobre la muñeca.

Los bebés no necesitan que el biberón esté caliente

También puedes adquirir un calienta biberones. Sólo necesitas colocar el biberón en su interior, esperar y comprobar después también la temperatura echándote unas gotitas en la muñeca.

Con la llegada del microondas a tantos hogares, esperar todo ese tiempo con un bebé hambriento que llora parece, sin embargo, innecesario.

Pero casi todo el mundo —los profesionales de la salud, los libros y las revistas, los fabricantes de biberones y las compañías de fórmula láctea—

El microondas no calienta el contenido del biberón por igual

aconsejan no usar el microondas para calentar el biberón.

El microondas no calienta el contenido del biberon por igual y el bebé puede quemarse la lengua si está demasiado caliente.

Además las bolsas desechables para biberones pueden estallar. Si ocurre en el microondas no pasa nada, sólo se limpia y ya está. Pero como mínimo existe el trágico caso de un bebé que se quemó al estallarle el biberón cuando empezaba a tomárselo.

Pero muchos padres lo hacen de todos modos. Si en este libro se dieran instrucciones para calentar el biberón en un microondas, parecería que la autora fomenta este método y no es así. Como un profesional de la salud dijo: «Un trágico accidente puede dejar marcado a un niño de por vida. Es mejor dejar que llore cinco minutos». Recuerda que no has de calentarlo demasiado, sino sólo evitar que se lo tome muy frío. Las siguientes ideas te ayudarán a ahorrar tiempo.

Ahorrar tiempo

SI TU BEBÉ Y TÚ no dormís en la cocina y has de levantarte varias veces por la noche, estas ideas te ayudarán a alimentarle con más rapidez por la noche (o a cualquier hora):

- Adquiere un recipiente especial que sólo usarás para mezclar y guardar la fórmula láctea en la nevera y prepara una buena cantidad de antemano.
- Saca la nevera portátil y ponle cubitos de hielo. Llena un biberón o dos y métalos en la nevera portátil antes de acostarte. La ma-

dre o el padre puede calentarlo más tarde bajo un chorro de agua caliente o en la pileta del cuarto de baño.
- Si usas una fórmula láctea enlatada, adquiere un abrelatas sólo para abrir las latas de leche del bebé y consérvalo limpio. Si lo lavas y lo guardas después de usarlo, no tendrás que buscar por ahí uno cuando lo necesites.

Esterilizar o no esterilizar

Antes de usarlos por primera vez, es una buena idea esterilizar los biberones, las tetinas y los chupetes. Cuando el agua hierva, pon el objeto que desees esterilizar y prepara el reloj para que suene a los cinco minutos. Los chupetes sólo han de hervir dos minutos, de lo contrario la goma de la tetilla podría romperse. Para esterilizar un biberón, hiérvelo en una olla especial para hervir biberones, sácalo con unas pinzas y sécalo en el escurrebiberones (o déjalos escurrir sobre un papel secante de cocina). Hierve también el recipiente que uses para guardarlos.

En los «viejos tiempos» los padres mezclaban la fórmula láctea que necesitaban para un día y la vertían en botellas de vidrio, luego las cerraban y esterilizaban hirviéndolas 25 minutos en una gran olla. A continuación las dejaban enfriar, refrigeraban y volvían a calentar cuando las necesitaban. Pero este sistema ya no se usa.

Si vives en una zona en la que la calidad del agua es cuestionable o estás usando agua de pozo sin tratar, lo mejor es hervir el agua en ambos casos. También puedes adquirir un esterilizador. (Llama al Departamento de Salud de tu región para averiguar si pueden analizar el agua que consumes o si algún otro organismo lo haría.)

El agua de las ciudades suele estar clorada y no necesita hervirse antes de mezclarla con la fórmula láctea, y el biberón tampoco ha de esterilizarse antes de cada toma. Muchos padres creen que basta con lavar los biberones y las tetinas en el lavaplatos, y mezclar la fórmula láctea con agua hervida o con agua caliente o tibia del grifo (si está clorada). Otros padres que no disponen de lavaplatos, no esterilizan los biberones ni las tetinas pero los lavan con agua caliente y limpiavajillas con una escobilla para limpiar biberones y después los enjuagan a fondo con agua caliente y los secan aparte del resto de la vajilla.

> **Pregunta al pediatra qué es lo más recomendable para la zona en la que vives**

No es aconsejable meter las tetinas de caucho en el lavaplatos, pero sí las de vinilo o silicona, que son más duraderas. Si no estás segura acerca de ello, lee la información del envase.

Recuerda además que todos tus esfuerzos de nada servirán si no lavas y enjuagas la tapa de la fórmula láctea o si la abres con un abrelatas sucio. Es mejor adquirir otro abrelatas y usarlo sólo para este fin.

> **Qué necesitas para empezar**

AL PRINCIPIO NO ADQUIERAS demasiados biberones o tetinas de un solo tipo, ya que posiblemente desearás cambiarlos más tarde porque a tu hijo no le guste un determinado tipo de tetina o cuando el «sistema» de otro biberón te convenga más. En el mercado hay una gran variedad, compruébalo por ti misma en una tienda bien surtida.

- Adquiere de 6 a 10 biberones, la mayoría de 260 ml. Tu recién nacido en general no necesitará más de 125 ml en cada toma, pero los biberones de menor tamaño quedan pequeños al cabo de algunos meses, o sea que en el caso de comprar alguno, no adquieras demasiados. (Si empiezas a darle el biberón en el hospital, posiblemente te darán biberones de muestra de 125 ml que puedes conservar y usar en casa.) Si eliges el sistema del biberón desechable, no te olvides de comprar las bolsas.

  Posiblemente desearás cambiarlos más tarde porque a tu hijo no le guste un determinado tipo de tetina

- Tetinas. Los biberones que compres ya llevarán tetinas. Si son de caucho, compra también un par de silicona o de vinilo llamadas «anatómicas» (diseñadas con la forma que el bebé necesita para succionar) y de un tamaño especial para recién nacidos. Quizá desees probar más de un tipo o forma para ver cuál prefiere tu hijo.
- Adquiere tapas o vasos salvagota para los biberones. Los biberones pueden venderse con o sin ellas. Sirven para evitar que el líquido se derrame al ir a alguna parte y mantienen la tetina limpia.
- Si no usas biberones desechables, necesitarás una escobilla para limpiar biberones.
- Fórmula láctea. No compres al principio demasiada cantidad de una marca hasta comprobar que tu hijo la tolera bien.

Lista opcional o para adquirir más adelante:
- Un calienta biberones con un adaptador especial para que también funcione con el

encendedor del automóvil (sólo tarda algunos minutos, aunque parezca una eternidad si el bebé está llorando).
- Un esterilizador (normalmente no es necesario).
- Más biberones decorativos o fáciles de sostener.
- Tetinas especiales para bebés de más edad o para tomar zumo de frutas.

Eructar

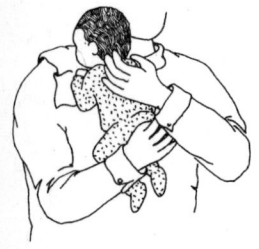

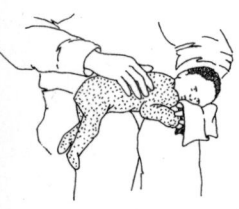

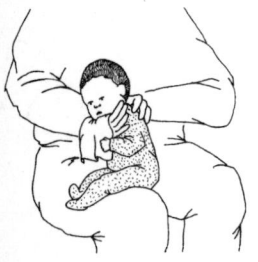

A LOS BEBÉS DESPUÉS de alimentarlos hay que hacerles eructar para que liberen los gases y tanto los que maman como los que toman el biberón apreciarán el alivio que les produce.

Algunos bebés producen más gases que otros y los padres enseguida sabrán cuán a menudo o cuántas veces necesitan eructar. En general hazle eruptar en la mitad de la toma o a cada cuarta parte o media parte del biberón, o si el bebé quiere dejar de alimentarse antes de lo habitual o se queja mientras lo hace. Las consecuencias de no eructar son llorar o estar agitado después de la toma, no poder dormir o vomitar.

Siéntale en tu regazo o sostenlo contra el hombro (protegiéndote la ropa con un paño, ya que quizá arroje un poco de leche). Si está sentado en tu regazo, coloca una mano bajo su barbilla; si lo sostienes contra el hombro, pon una mano en la nuca para sostenerle la cabecita. Dale con suavidad unas palmaditas en la espalda o frótasela hasta que le oigas eructar. Si estas posiciones no funcionan, intenta tenderlo en tu regazo con la cabecita un poco más alta que el resto del cuerpo (pon de nuevo un paño en el lugar adecuado para no mancharte). Dale con suavidad unas palmaditas en la espalda.

YA HABRÁS VISTO, y quizá te haya repugnado un poco, esa leche cortada o esas manchas blancas en los hombros de otras mamás o papás. Algunos bebés «arrojones» regurgitan un poco de leche después de cada toma, en cambio otros apenas lo hacen. Una de las teorías que circulan es que el tracto digestivo de un bebé es aún inmaduro y, al eliminar los gases eructando, también arroja un poco de leche. O que como el bebé aún no sabe cuándo dejar de comer, al alimentarse demasiado arroja el «exceso» de leche. En general, si hace poco que ha comido, la leche regurgitada no estará demasiado cortada y no será tan desagradable como el vómito de un adulto.

Ten a mano un paño limpio mientras le alimentes y úsalo cuando le hagas eructar. En realidad, si tu hijo es un «arrojón», lleva siempre el paño en el hombro como si fuera una prolongación del mismo o un complemento de la ropa de los padres, ya que no hay ninguna regla que diga que sólo vaya a eructar inmediatamente después de comer.

Tu hijo regurgitará menos cantidad de leche si reduces la cantidad de aire que ingiere en cada toma (usa un biberón con el sistema de la bolsa desechable y tetinas especiales para recién nacidos) y haz que eructe varias veces durante la toma en vez de hacerlo una vez al final.

En vez de agitar la fórmula láctea en polvo, remuévela.

Limpia las manchas de la leche expulsada

Regurgitar

Algunos bebés «arrojones» regurgitan un poco de leche después de cada toma

En vez de agitar la fórmula láctea en polvo, remuévela

con una mezcla de bicarbonato de soda y agua, o frota las manchas con un blanqueador sin cloro antes de lavarlas.

Si el bebé arroja con fuerza la leche como en la película *El exorcista*, o si ves claramente que se trata de vómito, llama al pediatra. El vómito es distinto de la regurgitación, y el vómito de un bebé se parece más al del adulto de lo que crees, por lo que probablemente reconocerás la diferencia enseguida.

Limpia y seca a tu bebé

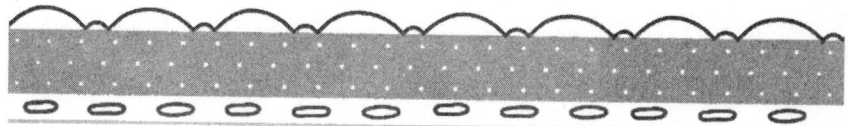

Cualquier persona con un poco de sentido común pensará que no necesita preguntar cuándo ha de cambiar el pañal, sin embargo los pañales superabsorbentes pueden ocultar el olor o la mancha de orina y además las caquitas del recién nacido apenas huelen.

No cambiarle el pañal hasta que está totalmente saturado aumenta el riesgo de que el bebé contraiga la erupción del pañal, esté incómodo y se manche su propia ropita y la de la cama. Si tardas mucho tiempo en cambiarle el pañal sucio, podría irritársele mucho el culito hasta el punto de requerir una visita al pediatra.

Deja al bebé sobre el vestidor y echa una miradita a las aberturas de la entrepierna. El pañal suele cambiarse en cada toma (espera un poco, a no ser que tu hijo no coma ni se duerma acurrucado contra ti hasta estar limpito y seco), lo cual suele ser ser cada dos horas, más o menos, para los recién nacidos.

El pañal suele tener que cambiarse después de cada toma

Un recién nacido necesitará como máximo que le cambies los pañales de 10 a 12 veces (si ensucia menos de ocho diarios, llama al pediatra, ya que la deshidratación es un problema muy grave en los lactantes). De 8 a 20 pañales diarios es una cantidad normal para un recién nacido; si usa pañales de algodón, que no ocultan tanto líquido, se acercará más a la última cantidad.

Dónde Puedes cambiarle el pañal, y necesitarás hacerlo, en muchos lugares públicos. En el hogar es mejor disponer de una mesita para ello que te llegue a la cintura dejando a mano todos los productos necesarios para ello. Si adquieres un vestidor, compra uno con un reborde de 13 o 15 cm de alto que impida que el bebé se caiga de él (a medida que van creciendo culebrean por el vestidor).

Si no dispones de un vestidor o te preocupa que tu hijo pueda darse la vuelta y caerse, usa el suelo colocando sobre éste un cambiador lavable de viaje. No uses la mesa del comedor o de la cocina a no ser que estés dispuesta a desinfectarla cada vez que cambies al bebé.

No todos los servicios públicos tienen una zona para cambiarle

No todos los servicios públicos tienen una zona para cambiarle, pero deberían tenerla. Busca una superficie plana y espaciosa (o hazlo en el suelo) y coloca a tu hijo sobre el cambiador lavable de viaje. También puedes colocarlo sobre un pañal limpio o un trozo de mantita. Llévate bolsas de plástico para meter los pañales y las toallitas sucias hasta que llegues a casa. *(Véase la siguiente sección de «¿Qué hay en la bolsa de pañales a fin de cuentas?».)*

Cómo Antes de cambiar un pañal, deja a mano todo lo que necesitas. Para el primer mes sólo precisarás:
- Un pañal limpio, imperdibles y un cubrepañales (opcional) y, si hubo filtraciones, una muda de ropa.
- Agua caliente y bolitas de algodón estériles (las circulares van mejor) o toallitas húmedas para lavarle.
- Una toallita o manopla para secarle.

- Algo sobre lo que dejar al bebé, como un vestidor o un pañal limpio.

COLOCA A TU HIJO boca arriba sobre un mesa de cambiar pañales o una superficie limpia, o en el suelo sobre un cambiador lavable de viaje. Abróchale los cinturones de seguridad o sostenlo con una mano todo el tiempo (aunque no sea capaz de darse la vuelta, puede moverse de donde lo has dejado con sus cabriolas).

- Con la mano libre, saca el imperdible del pañal sucio o despega las cintas adhesivas.
- Cógele los pies con una mano y levántale un poco el culito para retirar el pañal.
- Si está manchado de deposiciones, límpiaselas con bolitas o discos de algodón. Ve dejando las bolitas de algodón sucias sobre el pañal abierto y si el pañal es de algodón, colócalas sobre un pañuelo de papel. Para limpiarle, empieza siempre primero de la zona más limpia: uretra/labios o pene/escroto, a la más sucia: el recto. Cuando esté limpito, dobla el pañal sucio y retíraselo enseguida para que no meta las piernas en él.
- Si el pañal sólo está húmedo de orina, dobla la parte delantera bajo el culito de tu hijo (para que esté en contacto con la parte exterior seca del pañal). Suéltale con suavidad los pies y límpiale con una bolita o un disco de algodón húmedo.
- Una vez limpio, sécale con bolitas o discos de algodón, o con pañuelos blancos de papel sin perfumar. Asegúrate de limpiarle

Manos a la obra

Cómo cambiar un pañal

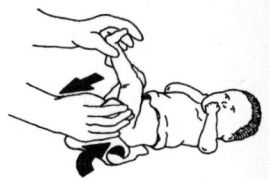

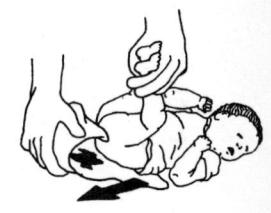

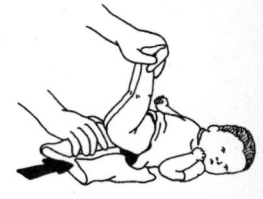

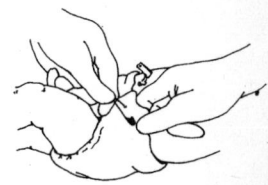

los pliegues de la piel que hay entre las piernas y el torso. (Si quieres evitar que el culito le haya quedado húmedo o con algún vestigio de caquita, sécaselo con un secador.)
- Lévantale por los pies de nuevo y desliza el pañal limpio por debajo del culito. Cierra el nuevo pañal.

Qué hacer con los sucios

DOBLA EL PAÑAL SUCIO desechable para que retenga las heces o la orina que contiene y échalo en el contenedor de los pañales sucios (vacíalo con frecuencia, si has puesto en él un desodorante puedes dejarlos un día o dos dentro).

Si los pañales de algodón contienen deposiciones, enjuágalos antes en el cuarto de baño. Aunque las instrucciones digan «echar las heces en el inodoro», descubrirás rápidamente que las deposiciones de un recién nacido no se desprenden fácilmente (y probablemente no sucederá hasta que ingiera alimentos sólidos, a partir de los cuatro meses).

Deja en el cuarto de baño un par de guantes de goma para este fin. Si el pañal contiene caquita, échala al váter y lava después un poco el pañal con agua y jabón.

Déjalo a continuación en remojo en una cubeta *(véase la sección de la colada, p. 117)*. Asegúrate de cubrirla bien, ya que los niños pueden ahogarse con muy poca agua.

Si no usas guantes de goma ¡lávate las manos! La caquita de los bebés no se va sólo con agua, tendrás que enjabonarlas y frotártelas.

Para las niñas: Nunca le limpies el culito empezando desde el recto, ya que esparcirías las bacterias fecales a la uretra y a la zona vaginal. En su lugar límpiala de delante hacia atrás (al igual que las niñas y las mujeres hacen después de ir al lavabo para evitar las infecciones de la vejiga). Sepárale también los labios de la vagina y límpiale esta zona un poco para eliminar cualquier vestigio de materia fecal. No le limpies esta zona frotándosela.

Para los niños: Ley de Zahn de la pistola de agua cargada: ¡Aquello que nos hace reír, no tiene importancia! Ten en cuenta que de vez en cuando te rociará con su pistola (y que también se mojará la ropita e incluso su propia cara). ¡Qué más da!, prepárate para ello y siéntete agradecida cuando no te dispare con su pistola cargada.

Cuando tengas práctica en cambiar pañales, podrás sostener varios pañuelos de papel sobre su pene mientras lo lavas/secas con la otra mano. De todos modos no es más que agua, de verdad, y cuando sale al pricipio es estéril, o sea que ¡tómatelo a risa!

Algunos padres prefieren colocar el pene de su hijo apuntando hacia abajo mientras le cambian el pañal porque de lo contrario, si el bebé se hace pipí, el chorro podría pasar por encima del pañal y acabar en la cintura del papá (o en otra cosa que estuviera a la misma altura, en el caso de que no estuviera tan rellenito y pudiera agacharse rápidamente para evitar la rociada). Además, colocar el pene del bebé apuntando hacia abajo hasta que el cordón umbilical se desprenda es una buena medida para que se mantenga seco.

Observaciones especiales

Cuando sale al principio es estéril, o sea que ¡tómatelo a risa!

Asegúrate de limpiar la zona que hay debajo del escroto, ya que podría ocultar materia fecal. Si tu hijo no ha sido circuncidado, el prepucio aún no se retraerá. No tires hacia abajo del prepucio, sólo limpiáselo con la bolita de algodón.

Si tu hijo acaba de ser circuncidado, probablemente habrás recibido instrucciones para cuidarle la heridita. Un procedimiento que no necesita ningún cuidado especial consiste en cubrir la zona circuncidada con una anilla de plástico o en aplicar un poquito de vaselina o alguna pomada antibiótica en la zona. Otro procedimiento es cubrir la herida con una gasa esterilizada que deberás renovar cada vez que le cambies el pañal. Limpia la zona circuncidada con una bola de algodón limpia y húmeda. Quizá te hayan indicado que pongas un poco de vaselina en la herida o en la gasa limpia y vuelvas a vendarla. Si ves que la herida supura o desprende un olor desagradable, llama al médico, porque podría haberse infectado. *(Véase la sección «La circuncisión».)*

Pañales de algodón

SI AÚN NO TE HAS DECIDIDO o deseas reunir más información, cuando acabes de leer esta sección consulta la de «¿Pañales de algodón o desechables?» del siguiente capítulo titulado «La eliminación».

Aquí tienes algunos detalles para acabar de decidirte:

- Los pañales de algodón tradicionales necesitan imperdibles (o cubrepañales). Si guardas los imperdibles clavados en una pastilla de jabón, podrás introducirlos en la ropa con más facilidad.

- Pon dos dedos de la mano izquierda (si eres diestra) entre el pañal y la piel del bebé, para que si pinchas a alguien, seas tú.
- Ten en cuenta que el imperdible puede quedar mal cerrado y pinchar al bebé. Asegúrate de que al doblar el pañal y sujetarlo con el imperdible, éste no quede encima de la zona genital ni sobre el estómago, ya que podría herir al bebé si el imperdible no cerrara bien. (Si usas imperdibles para pañales equipados con un dispositivo de seguridad, en vez de imperdibles corrientes, no tendría por qué ocurrir.)
- Si los pañales de algodón que has adquirido o te han regalado no tienen forma y son sólo una pieza de tela rectangular, puedes doblarlos de distintas maneras.

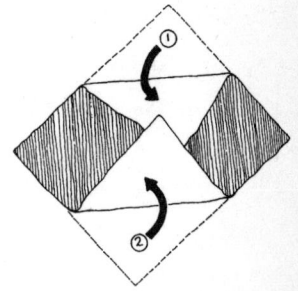

Una de ellas es la que aparece en la ilustración.

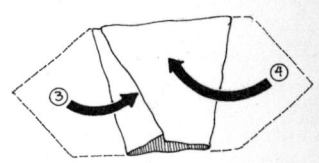

- Si no consigues doblar fácilmente este tipo de pañales rectangulares, úsalos como un paño para protegerte cuando el bebé eructe.
- Si la tela que queda entre las piernas del bebé abulta demasiado, antes de cerrar el pañal, dóblala por la mitad, así no abultará tanto y la parte delantera tendrá más absorbencia.
- Con el pañal de algodón es posible añadir «otro pañal más» para aumentar la absorbencia.
- Asegúrate de que toda la tela del pañal quede dentro del cubrepañal. De lo con-

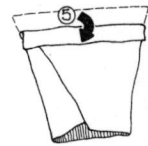

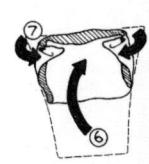

trario, la parte que salga actuará como una mecha mojada...

Otras observaciones
- Los pañales desechables suelen llevar en el paquete las instrucciones para usarlos y están decorados para poder diferenciar la parte frontal (los de los niños están más protegidos en la parte delantera y los de las niñas, en la parte media).
- Intenta que las pegadizas cintas adhesivas del pañal no se adhieran a la piel del bebé.
- Si le cambias el pañal de algodón a un recién nacido tendrás que doblar la parte delantera, o la trasera, o ambas, para que no le vaya tan grande.
- Si el cordón umbilical aún no se ha desprendido, dobla el pañal debajo de él. En las niñas, dobla la parte superior del pañal hacia fuera. En los niños, dóblasela hacia dentro, para evitar las filtraciones (los niños orinan hacia arriba).
- Los fabricantes indican que hay que echar las deposiciones al váter agitando el pañal, tanto si se usan pañales desechables como de algodón. Pero ten en cuenta que las heces de los bebés que aún no toman alimentos sólidos son demasiado pegajosas como para desprenderlas sólo «agitando» el pañal. Puedes guardar cerca del váter unos guantes de goma para este fin. Como no es una buena idea, y a veces incluso es ilegal, echar este tipo de residuos humanos sin tratar a la basura, los pañales desechables

que estén muy «saturados» han de vaciarse en el váter, pero sin echar nunca los pañales dentro.
- Cierra bien el contenedor de los pañales sucios (muchos se venden con un cierre de seguridad). Los que se abren con un pedal son muy prácticos. Ten cuidado de que tus otros hijos de más edad no se coman la pastilla desodorante que hay en el interior de algunos modelos.

¿Qué hay en la bolsa de los pañales?

- Un cambiador lavable de viaje, preferiblemente impermeable, para colocar sobre el vestidor, el suelo o cualquier otra superficie (en los lugares públicos este tipo de superficies suelen estar sucias).
- Pañales, ten en cuenta que tendrás que cambiárselos cada dos horas y añadir uno o dos más.
- Imperdibles y cubrepañales impermeables limpios si usa pañales de algodón.
- Bolas de algodón húmedas o toallitas de papel guardadas en una bolsa de plástico con autocierre, al menos tres o cuatro, por si tienes que cambiarle, y una o dos toallas para limpiarte las manos en el caso de que no pudieras hacerlo con nada más.
- Bolsas de plástico con autocierre o bolsas lavables para guardar cada pañal sucio y la ropa sucia.
- Si el bebé toma el biberón, llévate el contenido de un biberón preparado, aunque acabes de darle uno. (Peca de precavida. ¿Y si tienes un reventón y no te da tiempo de

Peca de precavida. ¿Y si tienes un reventón y no te da tiempo de llegar a casa para la siguiente toma?

llegar a casa para la siguiente toma?) Usa un portabiberón térmico para conservar la leche.
- Si le das el pecho y es el papá el que sale en coche con el bebé, dale un paquete de fórmula láctea por si acaso tiene un reventón.
- La misma cantidad de mudas de ropa que los pañales que lleves.
- Chupetes de repuesto.

Según el tiempo que estés fuera y adónde vayas, también necesitarás:
- Un biberón de fórmula láctea, llévalo dentro de un portabiberón térmico para que se conserve.
- Otro biberón para el agua.
- Otras mantitas o toallitas por si el bebé te mancha al eructar el hombro a ti (o a algún familiar).
- Una camisa para la madre o el padre por si la mantita o la toallita no han servido de nada.
- Ropa de abrigo por si el tiempo cambia.
- Si le das el pecho, discos protectores de repuesto.
- Los padres necesitan: snacks, el carné de conducir, gafas de sol, pañuelos, las llaves del coche y el maquillaje o el cepillo para el pelo (¡qué maravilloso es no tener que cargar con un bolso!).

La eliminación

«Lo que le entra por un lado, le sale por otro»

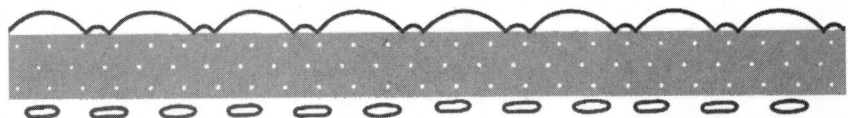

Este capítulo no es especialmente agradable ni suele tratarse en una reunión social, pero para los nuevos padres es sumamente importante, ya que quizá al ser un tema tan supersecreto, no sepan qué es lo «normal». Muchos nuevos padres se preocupan demasiado por este tema porque su bebé tiene su propia y «normal» manera de eliminar.

Las deposiciones

Cuando el bebé está en el útero sus intestinos contienen meconio. Después de nacer tarda varios días en evacuar los restos de meconio, que a veces se compara al negro alquitrán.

Las heces pueden ser verdosas o marrones, y después se vuelven amarillentas y pastosas, y suelen tener «grumos». Ya sé que pueden parecerte asquerosas, pero al ser las de tu propio hijo no te resultarán tan desagradables.

El color, la consistencia y el olor pueden sin embargo cambiar. Normalmente un bebé que mama evacuará varias veces al día unas deposiciones líquidas de color dorado. La buena noticia es que no huelen demasiado mal.

Las heces de los bebés alimentados con fórmula láctea son más duras y oscuras, o huelen peor, o ambas cosas, por el hierro que contiene la fórmula, pero el color, la consistencia y el olor pueden también cambiar.

> Pueden parecerte asquerosas, pero al ser las de tu propio hijo no te lo resultarán tanto

Las deposiciones de los bebés empiezan a oler de manera ofensiva a partir del momento que ingieren alimentos sólidos, y las de los bebés alimentados con fórmula a base de soja despiden menos olor que las de los bebés alimentados con fórmula láctea.

¿Con qué frecuencia?

Un libro sobre el cuidado de los bebés afirma: «Cualquier bebé que ensucie de 16 a 20 pañales está bien alimentado». ¡No cabe la menor duda! ¡Y ninguno de nosotros debería desear a unos padres primerizos que tuvieran que cambiar 20 pañales!

Parecen hacer más bien lo último cada vez que les damos la espalda

Los bebés orinan más que evacuan pero, en cuanto a los recién nacidos, parecen hacer más bien lo último cada vez que les damos la espalda. Y la mayoría elimina unas deposiciones blandas con cada toma, lo cual significa que lo hacen cada dos horas. Por otro lado, a lo largo del primer mes de vida (y de los siguientes), la frecuencia con la que evacuan puede variar mucho y algunos bebés no lo hacen durante varios días. Los intestinos, al igual que el resto del cuerpo del bebé, han de descubrir cómo funcionan ahora que las tuberías no están conectadas a la mamá.

¿Es diarrea?

Las deposiciones de los bebés no se parecen a las de los adultos. Al ingerir una dieta líquida las heces tienen también una consistencia líquida. Las deposiciones de la mayoría de los recién nacidos se considerarían diarrea en un adulto.

Pero la auténtica diarrea es distinta y resulta peligrosa porque deshidrata el cuerpo. La diarrea puede contener moco, oler mal, ser muy líquida y de otro color distinto al habitual y además seguirá apareciendo pañal tras pañal e incluso mientras se lo cambias.

El término «diarrea explosiva» no es broma. Más de una pobre madre o padre han recibido esas salpicaduras mientras cambiaban a su pequeño, así como las paredes, las cortinas y la mesa. El bebé puede incluso evacuar normalmente acompañándolo con un gorgoteo o con una expulsión de gases (cuando evacua deposiciones más duras se le enrojece a veces la cara por el esfuerzo, pero también le puede ocurrir con las blandas).

Las deposiciones líquidas o explosivas pueden ser signo de alguna enfermedad o irritación, aunque no siempre es así. Pronto sabrás reconocer cuándo las heces de tu bebé son distintas. Si tienes alguna duda, llama a la consulta del pediatra enseguida.

Estreñimiento

UNA COMPAÑÍA de laxantes solía anunciar: «Lo normal es aquello que para ti lo es». Y también es cierto para los bebés. Pero incluso las deposiciones de los bebés alimentados con biberón que ingieren lo mismo día tra día, pueden variar.

Comprueba si en las heces hay restos de sangre, si el ano está agrietado y sangra, si las elimina en forma de bolitas o si son de color blanco, y si es así llama al médico. Unas deposiciones duras o infrecuentes (durante un par de días) no son normalmente motivo de alarma. No te preocupes si ocasionalmente tiene que hacer un gran esfuerzo para evacuar y nunca le administres un laxante. Si estás muy preocupada pide consejo al pediatra. En la época en que hacen una súbita

¿Pañales de algodón o desechables?

Es sorprendente ver cuántas formas hay hoy día de cubrir el culito de un bebé

crecida, la mayoría de los bebés asimilan casi todo el alimento que toman y evacuan menos.

La autora de este libro quizá lamente haber escrito esta sección al igual que en el caso de la titulada «¿Pecho o biberón?». Al parecer el tema despierta un apasionado debate. Pero los nuevos padres tendrán que elegir, como en el caso del pecho o del biberón, y elijan lo que elijan sólo les incumbe a ellos.

Es sorprendente ver cuántas formas hay hoy día de cubrir el culito de un bebé, así que necesitarás tener alguna información sobre el tema. Los padres tendrán que elegir alguno de los diversos tipos de pañales desechables o de algodón que hay en el mercado. Cuando se publique este libro probablemente alguien haya ya inventado un nuevo método para solucionar esta antiquísima función corporal.

Hoy día tanto los pañales de algodón como los desechables se ofrecen en varios tipos y diversas opciones y «accesorios». Si no acabas de decidirte por alguno, es mejor que vayas a una tienda para bebés bien surtida y que compruebes las opciones y los precios actuales.

Los pañales desechables se venden para unas determinadas edades y los de los niños están más protegidos en una zona y los de las niñas, en otra (adquiere «los pequeños» o los de «recién nacido» que no todas las marcas fabrican). La mayoría tienen una cinta elástica en la cintura y bandas en la entrepierna para impedir las filtraciones. Otros más gruesos se usan para la noche; los «ultra absorbentes» suelen contener en el interior un gel para absorber más humedad que los pañales desechables de pulpa de madera, y retienen mucho más líquido del que un bebé puede eliminar, en especial cuando el pañal de un recién nacido se cambia cada tres o cuatro horas como máximo. Otros tipos de pañales tienen otra forma para no irritar la heridita del ombligo.

En el mercado actual hay tres tipos de pañales de tela: el tradicional que se dobla y cierra con un imperdible, el calzoncito de algodón equipado con un cubrepañales, o el calzoncito de algodón con una cinta elástica en la cintura que se cierra sin imperdibles.

Los pañales tradicionales de tela son normalmente de algodón, y el tejido es de gasa. Pueden ser de forma rectangular o como un calzoncito reforzado en el medio con una pieza cosida para una mayor absorbencia. Los pañales cuadrados o rectangulares pueden doblarse para que se adapten a bebés de distintos tamaños. Incluso pueden cubrirse con «otro pañal» para que absorban más. Usa los pañales de tela como tus padres hicieron, cerrándolos a los lados con un imperdible y protegiéndolos con un calzoncito de hule para que no haya filtraciones, o con un cubrepañales.

Los cubrepañales, que a veces son bastante caros y se cierran con cintas velcro o broches a presión, son impermeables y, al mismo tiempo, transpiran. El pañal limpio de algodón se desliza en su interior sin que haya que cerrarlo con imperdibles.

También hay otra clase de pañales de algodón distintos a los tradicionales: unos calzoncitos con una cinta elástica en la cintura y en la entrepierna que se parecen mucho a los pañales desechables. Como se cierran con broches a presión o con cintas velcro, no hay que usar imperdibles y a veces se venden acompañados de cubrepañales impermeables. Este tipo de pañal de algodón es el más caro.

Precio

UN RECIÉN NACIDO que utilice unos diez pañales al día puede ocasionar un gasto nada desdeñable a lo largo del mes. Los pañales de algodón son el método más económico, aunque también produzcan algún gasto, ya que han de lavarse con frecuencia en pequeñas cantidades en agua caliente. Adquiere al principio al menos tres docenas, tu hijo los usará en dos o tres días. Planea meter en la lavadora un día sí y otro no como máximo tres docenas de pañales a la vez, si la lavadora no tiene una gran capacidad, es mejor usar los pañales pequeños.

Comodidad

MUCHOS PADRES y profesionales de la salud creen que los pañales desechables mantienen al bebé más seco gracias al gel absorbente y a las capas de plástico que contienen reduciendo con ello el riesgo a contraer la erupción del pañal y a sufrir molestias. Pero por otro lado, las capas de plástico evitan que el aire circule. Los pañales desechables pueden contener perfumes o sustancias químicas que irritan la piel de algunos bebés. Los pañales de algodón, en cambio, «transpiran» y los «cubrepañales» con los que se protegen suelen también ser transpirables. Como los pañales de algodón se humedecen más deprisa que los desechables, muchos padres los cambian con más frecuencia y el bebé corre menos riesgo de padecer la erupción del pañal. La piel de algunos bebés también se irrita con la lejía que hay que usar para desinfectar los pañales de algodón. ¿Has podido sacar algo en claro?

Los PAÑALES DESECHABLES se cierran con cintas adhesivas y no necesitan imperdibles. Los cubrepañales para los pañales de algodón se cierran con cintas velcro. Los pañales de algodón han de protegerse con un cubrepañales o con unos calzoncitos de hule para evitar filtraciones. Todas estas opciones requieren muy poco tiempo.

Ventajas

MUCHAS GUARDERÍAS no aceptan a bebés con pañales de algodón porque los desechables bloquean más las bacterias de las deposiciones, tienen menos filtraciones y se tiran a la basura en lugar de dejarlos en remojo o de reciclarlos. Los pañales de algodón lavados sin ningún cuidado también pueden propagar enfermedades. Pero si tienes cuidado no tienes por qué preocuparte de que esto te ocurra en casa.

Gérmenes

MIENTRAS ESCRIBO este libro se está investigando cómo crear abono orgánico en gran escala y otras opciones reciclando los pañales desechables usados. Pero en la mayoría de las zonas los pañales desechables se echan al contenedor de la basura y acaban en el vertedero local, donde el plástico que contienen tarda docenas de años en descomponerse. Además los residuos humanos sin tratar que retienen también van a parar allí. (No eches nunca un pañal desechable al váter.)

Medio ambiente

Si necesitas racionalizar el hecho de usar pañales desechables, puedes decirte que en un vertedero no se descompone casi ninguna materia porque el aire no circula (y por tanto las bacterias aerobias no pueden subsistir ni actuar) en la basura enterrada. Además, los pañales desechables depositados en la basura sólo constituyen del 2 al 4 por ciento de los residuos sólidos del vertedero, depende de la cantidad de pañales que uses. Los periódicos que no se reciclan, o el papel en general, ocupan en cambio en un vertedero de siete a doce veces más espacio, y puede llegar a constituir la mitad del contenido del vertedero. Por otro lado, el Informe del Consumidor señala que un bebé antes de aprender a ir al lavabo llega a gastar seis mil pañales desechables en comparación con los cincuenta que gastaría si hubiera usado pañales de algodón.

Los padres quizá deseéis tener en cuenta qué es mejor para el medioambiente con relación a este tema. En las regiones áridas tal vez los pañales de algodón no sean prácticos por el agua que requiere lavarlos. En cambio, los padres que viven en zonas donde apenas hay espacio para los vertederos, quizá no vean con buenos ojos los pañales desechables. Para fabricar pañales de algodón no es necesario talar árboles.

Prueba y error

DURANTE EL PRIMERO o el segundo mes prueba una clase de pañal para ver qué tal te va a ti y a tu bebé. Quizá descubras que un determinado tipo de pañales le irrita la piel.

Mira el lado bueno: tu hijo llevará pañales durante tres años y tú no te verás obligada a usar durante todo ese tiempo un solo tipo de pañal. A lo mejor decides ponerle durante el día pañales de algodón y por la noche pañales desechables que son más absorbentes, o usar pañales desechables sólo cuando viajéis o salgáis de excursión.

Cómo entretener a tu hijo

«Me pirra oírle gritar de alegría»

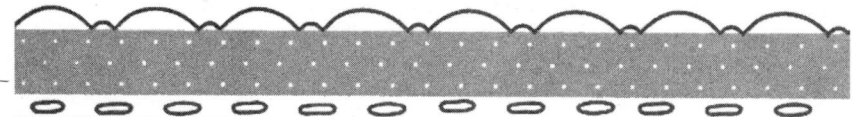

Después de leer esos «pesados» capítulos quizá sea importante recordar que no es cierto que los bebés no den más que trabajo y ningún placer. De acuerdo, quizá se despierte a las tres de la madrugada con los ojos abiertos de par en par listo para ponerse a jugar, pero pronto entenderá que sólo se juega durante el día. Ahora probablemente lo más importante es que tú te lo pases bien con tu agotador aunque adorable hijo. Si es la primera vez que juegas con un bebé de corta edad, o si a las tres de la madrugada estás demasiado cansada como para ser creativa, este capítulo va dirigido a ti.

Los niños a esta edad son fáciles de satisfacer, y los padres deberán recordarlo cuando su querido retoño cumpla 16 años y les pida el coche nuevo y unos billetes para ir al parque de atracciones y gastárselos con una pandilla de gorilas cuyo aspecto causaría un paro cardíaco a sus propios padres.

Durante el primer mes el nirvana para un bebé es poder alimentarse bien y dormir luego sobre el calentito estómago de su mamá o su papá

Durante el primer mes el nirvana para un bebé es poder alimentarse bien y dormir luego sobre el calentito estómago de su mamá o su papá.

Para el primer mes no necesitas adquirir ningún artilugio o juguete caro. Los fabricantes incluyen en las cajas de juguetes de «0 a tantos años», pero en realidad durante el primer mes (o el segundo) no necesitan juguetes. Un bebé acostado boca arriba puede distraerse con un gimnasio de juguete: un trípode del que cuelgan muñequitos de plástico y espejitos, pero probablemente no lo hará hasta el final del primer mes, cuando puede ver y enfocar mejor la vista. Los bebés de corta edad también se entretienen con móviles o fotografías en blanco y negro (puedes adquirirlos o hacerlos tú misma).

Los columpios para bebés (que a muchos padres les entusiasman), pueden usarse en el primer mes de edad, pero a no ser que tengas en brazos a un bebé muy exigente, no tendría por qué necesitarlo aún *(véase la sección «El llanto», p. 34)*. Como a un recién nacido hay que sujetarle bien el cuello y la cabecita, tendrás que bloquearle la cabeza con una toallita o una mantita arrollada para que no se le mueva con el balanceo. Otro aspecto negativo del columpio es que no crea un contacto interactivo con los humanos, es decir, el bebé vegeta ahí solo, lo que equivale a ponerle delante del televisor. Para un bebé de un mes es más beneficioso sostenerlo, acariciarlo y acunarlo, ya que este intercambio fortalece el vinculo afectivo y estimula su desarrollo. Más adelante, sin embargo, estos columpios sirven para que los padres cuyos bebés tienen un cólico o están en plena etapa de dentición, no pasen otra noche infernal.

No te deprimas si descubres que tu pequeño se interesa más por una bombilla de 15 vatios que por tu rostro. No te lo tomes como algo personal. Y con el paso del tiempo, cambiará. Al cabo de poco preferirá el ventilador que hay encima de ti.

No te deprimas si descubres que tu pequeño se interesa más por una bombilla de 15 vatios que por tu rostro

A los bebés de hasta un mes de edad les gusta:
- Encontrar sus propias manos y metérselas en la boca.
- Encontrar la mano de cualquier otra persona y llevarse un dedo de ésta a la boca.
- Ser acunados.
- Tener a un palmo de distancia un rostro simpático de cuya boca salgan sonidos interesantes.
- Contemplar móviles o dibujos en blanco y negro.
- Contemplar lámparas o bombillas.
- Escuchar música relajante o «música blanca», como la de los ventiladores o las aspiradoras.
- Y contemplar (y quizá agarrar, aunque no sea por demasiado tiempo) juguetes como sonajeros, aros o figuras de plástico de personas o animales. Los juguetes dejan enseguida de interesarle, en cambio se distrae durante horas y horas si es acunado o con alguna otra cosa parecida.

Es difícil encontrar juguetes para recién nacidos, ya que no hay demasiados. Consulta la sección de la «Lista de las compras» para ver dónde puedes encontrar «juguetes» como móviles y dibujos en blanco y negro.

¡A jugar!

ES DEMASIADO PRONTO para entretener al bebé con juegos como el de esconderte y reaparecer de golpe, pero si nunca has jugado con un recién nacido o no tienes ni pizca de imaginación, aquí tienes algunas sugerencias para cuando esté despierto (aparte de rezar para que se duerma pronto), con las que puedes improvisar como más te guste:

«Fred y Ginger»: Para este juego no necesitas comprar nada. Mientras sostienes en brazos a tu hijo, balancéalo suavemente tarareando una melodía conocida de alguna banda musical o alguna vieja canción, o cualquier otra cosa que puedas soportar. Al balancearlo ten cuidado con el cuello de tu hijo, en especial cuando descienda.

> Al balancearlo ten cuidado con el cuello de tu hijo, en especial cuando descienda

O siéntate en el suelo con la espalda apoyada contra algo y las piernas dobladas y unidas. Colócate a tu hijo sobre los muslos con la cabecita apoyada sobre tus rodillas. (Advertencia: Si esta posición le entusiasma de verdad, puede darte alguna patadita en el estómago o en el pecho, de modo que esta posición no es aconsejable para las mamás que tengan el pecho congestionado, que están amamantando o que se están recuperando de una cesárea.) Mantén contacto visual con él y ¡a jugar! Consulta los siguientes juegos:

«Jack y Meryl»: Al igual que hacen Jack Nicholson y Meryl Streep en la película *Se acabó el pastel*, canta todas las canciones que te vengan a la cabeza que contengan la palabra *baby*. En los años 60 aparecieron un montón de canciones *baby*, o sea que puedes empezar con las canciones de las Supremes y los Beatles.

«Este cerdito se va a Toledo»: Este juego resulta más divertido para la madre o el padre que para el bebé (en esta época, ¿acaso no vuelven ellos a la primera infancia?). Empieza con el dedo gordo del pie y di: «Este cerdito se va a Toledo». Y luego repítelo con cada uno de los otros dedos del pie. Con cada dedo nombra una ciudad distinta que sea pintoresca o alguna otra cosa que se te ocurra.

«Dedicado con amor a los maestros»: Mientras le levantas un bracito di: «¡Maestro, maestro, pregúntemelo a mí, yo sé la respuesta!». Cambia de bracito y vuelve a decirlo. Sirve para animarlos a querer ir al cole.

«Preparándole para ser un *Terminator*»: Levántale los bracitos y di: «¡Sí, soy como Arnold Schwarzenegger! ¡Fíjate qué fuerte soy!». Sirve para animar a los productores de Hollywood a seguir haciendo películas violentas que generan increíbles sumas de dinero.

«Preparándole para ser un *Travolta*»: Muévele los bracitos o las piernas simultáneamente hacia un lado y luego hacia arriba y hacia abajo imitando la famosa postura de la película *Fiebre del sábado noche*, mientras le cantas canciones de los BeeGees.

«Agú, agá, agaré»: Como la primera palabra que dirá tu hijo será probablemente «agú» o alguna otra variación de la misma, con este juego aprenderá a decirla ya ahora. Primero la dices tú y luego dejas que él la repita. Otras buenas palabras para enseñarle son: «cu-cú», o «buble-buble-bu», o cántale la escala musical «do re mi».

(Ley de Zahn de los juegos infantiles: Cuantas más bobadas haga el adulto con la mirada, los sonidos o las expresiones, más disfrutará el bebé.)

Montando en bicicleta: Muévele lentamente las piernas como si pedaleara y dile: «¡Oh, mi niño va en esa bicicleta!» o cualquier otra cosa que quieras decir, ¡qué más da! Mover las piernas es un buen ejercicio para él.

> Cuantas más bobadas haga el adulto con la mirada, los sonidos o las expresiones, más disfrutará el bebé

Un tierno masaje: Algunos expertos en masaje infantil dan masajes a bebés a partir de las dos semanas de edad aproximadamente, pero otros prefieren esperar a que tengan dos meses. Si deseas dar un masaje como Dios manda a tu hijo a esa tierna edad, consúltalo antes con el pediatra o el fisioterapeuta, o con ambos. El masaje calma a los bebés nerviosos y el contacto físico que mantengas con tu hijo le ayudará a desarrollarse. Puede ser un maravilloso momento para que disfrutéis el uno del otro.

Aunque a esta tierna edad no le des un masaje completo con aceite, tu hijo disfrutará mientras le acaricias con dulzura los brazos, las manos, las piernas y los pies. Ve del torso a las extremidades y frótale suavemente la barriguita, la espalda, el cuello, la cabeza, los pies y las manos.

Las escuelas reguladas de fisioterapia y los hospitales imparten con frecuencia clases para aprender a dar masajes a los bebés. También se han publicado libros y vídeos sobre este tema.

El cuidado de la piel

«Tan suave como el culito de un bebé»

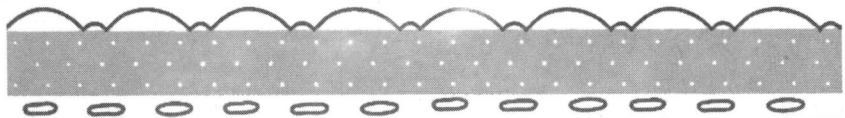

Frase que dista mucho aún de describir la suavidad de la piel de un recién nacido, ya que al haber estado en el ambiente ideal, es tan delicada que se irrita fácilmente.

Productos

Como la piel del recién nacido es perfecta tal como es, olvídate al principio de adquirir polvos de talco, aceites, lociones, cremas y otras porquerías. Estos productos pueden destruir el PH de la piel y causar erupciones o irritaciones.

Los polvos de talco, sean de la marca que sean, pueden ser peligrosos para un recién nacido si los inhala. No se los pongas y aleja a tu hijo cuando seas tú quien se los aplique.

Durante las primeras semanas quizá desees adquirir algunos productos, ya que en el hospital no te los darán:

- Un jabón o un champú suave para bebés sin perfumar que no seque la piel (no es necesario adquirir ambas cosas, una de ellas te bastará).
- Unas tijeras de puntas redondeadas (los cortauñas son famosos por desviar las yemas de los dedos) para cortarle las uñas a tu hijo mientras duerme.
- Un aspirador nasal (conocido también como

Los polvos de talco pueden ser peligrosos para un recién nacido si los inhala

«perilla», «atrapamocos» o «aspiramocos»).
- Vaselina o alguna otra pomada recomendada y vendas (si ha sido circuncidado).

Adquiere también:
- Bolitas de algodón esterilizado o discos desmaquillantes de algodón (no me refiero a los bastoncillos para el oído y la nariz).
- Y quizá algunas toallitas para bebé (son más prácticas que las de mayor tamaño) para lavarle.

Cuidado del cordón umbilical

EVITA USAR cualquier producto (como champús, jabones o toallitas húmedas, por ejemplo) que contengan tintes, perfume o alcohol. Cuando abandones el hospital tu hijo aún conservará un extremo del cordón umbilical (y quizá esté hinchado). Pero acabará secándose y desprendiéndose y le quedará «el ombligo». Normalmente tarda unas dos semanas en desprenderse, pero no te preocupes si tarda más tiempo.

Mientras estás en el hospital el personal del mismo ha de mostrarte cómo cuidar en casa el cordón umbilical. Cuatro veces al día, mientras le cambias los pañales o lavas a tu bebé, límpiaselo con un bastoncillo o una bola de algodón impregnadas con alcohol etílico.

Algunos profesionales de la salud aconsejan humedecer con alcohol todo el cordón, otros en cambio recomiendan limpiar sólo alrededor de la base, allí donde el cordón

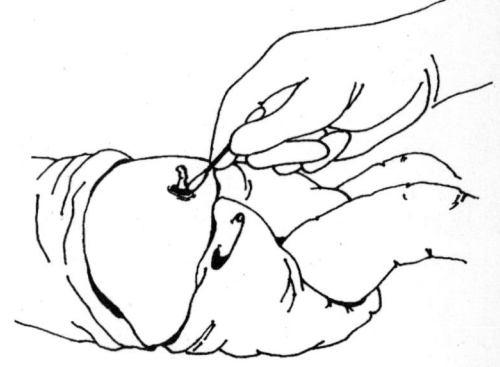

101

umbilical se vuelve gelatinoso. Si lo deseas sigue limpiando esta zona tres o cuatro días después de que el cordón umbilical se haya desprendido.

No temas hacerle daño, en el cordón umbilical no hay ningún nervio. Pero si tu bebé hace poco que ha sido circuncidado, asegúrate al limpiárselo de que el alcohol no le resbale hasta el pene.

Hasta que el cordón umbilical no se haya desprendido, ponle camisitas en vez de peleles, ya que éstos cubren el pañal y rozan la zona del cordón umbilical. Con las camisitas no tendrás este problema.

Mantén los pañales por debajo del cordón umbilical. Si tu bebé es una niña dobla la parte superior del pañal hacia fuera. Si es un niño, como éstos orinan hacia arriba, dóblasela hacia dentro. A un recién nacido también tendrás que doblárselo para que se adapte a su medida. De esta manera evitarás que el cordón umbilical roce con el pañal y que se irrite o infecte con ello.

Si enrojece mucho o se hincha, o si supura o desprende un olor desagradable, llama al médico. No te asustes si al desprenderse sale un poquito de sangre.

Algunos médicos y enfermeras aconsejan no acostar al bebé boca abajo hasta que el cordón umbilical se haya desprendido. Acuéstale de lado y bloquéale la espalda con una toallita arrollada; si quieres puedes también colocarle otra toallita delante, pero pónsela lejos de la cara. Algunos expertos aconsejan bloquearle sólo la espalda y acostarle sobre el lado derecho; otros dicen que no importa el lado sobre el que esté; y otros aconsejan ponerle una toalla delante, lejos de la cara, para que no se coloque boca abajo. (La mayoría de los bebés no pueden darse la vuelta del todo adrede hasta los seis meses.) Como sigue habiendo una gran controversia en torno a la postura en la que han de dormir, consulta la sección relacionada con este tema.

Mientras el cordón umbilical no se haya desprendido, a los recién nacidos sólo hay que lavarlos con una toallita, así el cordón se mantiene seco.

Cuidado de la circuncisión

SI TU HIJO ha sido circuncidado hace poco, probablemente ya te habrán enseñado a cuidarle la heridita. (Un pene circuncidado por el momento sólo requiere limpiarle la parte exterior.) Pero si no te han dado instrucciones al respecto, llama al pediatra para que te lo explique al detalle.

Quizá tengas que renovarle la gasa cada vez que le cambies el pañal, depende del procedimiento que sigas. Limpia con suavidad la zona circuncidada con una bolita de algodón limpia y húmeda. Puede que te hayan dicho que pongas un poco de vaselina en la heridita o que la cubras con una nueva gasa y que después la vuelvas a vendar.

Otro procedimiento consiste en proteger el pene circuncidado con una anilla de plástico sin necesidad de vendarlo. La anilla acaba cayéndose al cabo de una semana más o menos. En cualquier caso, si ves que la heridita supura o desprende un olor desagradable, llama enseguida al médico porque significa que se ha infectado.

El baño

«Cuando está húmedo se escurre como un pez»

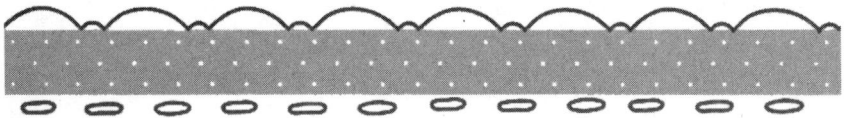

Lavar a un recién nacido puede ser divertido para los padres y agradable para el bebé. Muchos bebés se echan a llorar a pleno pulmón sólo las dos primeras veces, pero si la hora del baño sigue siendo una tortura para él, lávale sólo cuando sea absolutamente necesario hasta que haya crecido un poco más.

Lavar a un bebé no tiene por qué ocuparnos horas o ser muy complicado, y no hay demasiadas cosas que los padres puedan hacer mal, salvo que se les caiga su hijo. Quizá lo peor de todo sería dejarlo solo en la mesa, en la pileta, en la encimera o en cualquier otro sitio. La frase de «Cuando está húmedo se escurre como un pez» debe habérsela inventado alguien mientras lavaba a su bebé.

Lavado con toallita húmeda

A UN RECIÉN NACIDO no hay que frotarlo vigorosamente como a los niños de más edad o como lo hace un adulto al lavarse. No se aconseja meterlo en la bañera hasta que el cordón umbilical se le haya desprendido y la piel se le haya cicatrizado o hasta que la heridita de la circuncisión se le haya curado.

Para un bebé de un mes de edad basta con lavarle con una toallita húmeda dos o tres veces a la semana. Pero lávale la cara, las manos y el cuello una o dos veces al día como, por ejemplo, después de las tomas, con la toallita. Lávale también la «zona del pañal» después de cambiárselo.

Si le lavas cuando acaba de comer corres el riesgo de que devuelva un poco de leche o defeque, o ambas cosas, mientras lo lavas. Lo ideal es hacerlo en un momento tranquilo en el que no tenga hambre ni llore.

Puedes lavarlo con una toallita húmeda en cualquier lugar adecuado: en la cuna sobre un cambiador lavable de viaje o una toalla, en el vestidor, en la mesa de la cocina o en la encimera. Normalmente es mejor hacerlo cerca de un grifo.

Es importante que la habitación en la que lo laves sea cálida y sin corrientes de aire. Si es invierno y la calefacción no está encendida, piensa que en la habitación en la que lo laves ha de haber una temperatura de unos 21 ºC. Lávale y sécale sólo medio cuerpo cada vez, dejándole puesta la camisita o los pantalones, y luego sigue con la otra mitad.

Antes de lavarle con una toallita húmeda prepara lo siguiente:
- Dos recipientes de agua caliente, uno para lavarle y otro para aclararle (prueba la temperatura del agua en la muñeca o el codo).
- Dos toallitas, preferiblemente para bebés, una para lavarle y la otra para aclararle.
- Una muda de ropa.
- Un pañal limpio.
- Una toalla o un cambiador lavable para colocarlo bajo el bebé.
- Una o dos toallas para secarle.
- Una mantita con capucha.
- Bolitas de algodón y bastoncillos estériles.

Dónde lavarlo

Lávale y sécale sólo medio cuerpo cada vez

Qué necesitas

- Alcohol etílico para limpiarle el cordón umbilical.
- Vaselina (o bien la pomada recetada y la gasa/venda esterilizada), si está circuncidado.
- Un jabón o champú que no seque ni irrite la piel (opcional).

Cómo hacerlo

- Sácale cada vez la ropa de sólo media parte del cuerpo por dos razones: los bebés se enfrían rápidamente y a algunos no les gusta que los desnuden.
- Ten todos los productos a mano. Si te has olvidado de alguno, llévate a tu hijo contigo cuando vayas a buscarlo.
- Mientras le lavas, ¡háblale un poquito!
- Sécale dándole palmaditas con la toallita. Asegúrate de secarle bien entre los pliegues de la piel.
- Baja el calentador para que el agua salga a 55 o incluso a 50 ºC. (El 75 de los niños escaldados tienen menos de 4 años.)
- Empieza por la cabeza (se supone que es la zona más limpia y ve descendiendo hasta llegar a la más sucia, ya sabes cuál es).
- Humedece una bolita de algodón y limpia por fuera los ojos del bebé, empezando por la esquina interior del ojo, la más próxima a la nariz, y terminando en la comisura exterior. Desecha la bolita usada y coge una de nueva para el otro ojo (así, si tuviera alguna infección, no se extendería).
- Con la toallita humedécele el pelo y frótale el cuero cabelludo. (Si usas champú, ponte

sólo un poquito en la mano y masajéale la cabeza con él.) No temas tocarle el punto blando (la fontanela), pero hazlo con delicadeza.

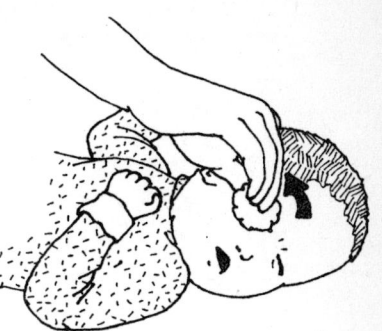

- Humedece la toallita en el agua limpia y aclárale con ella la cabeza. Sécasela después enseguida dándole suaves palmaditas con la toalla seca. Cúbrele la cabeza con una mantita con capucha o con una toalla seca para que conserve el calor.
- Enjuaga la toallita y límpiale la cara, las orejas y el cuello, incluyendo todos los pliegues. Sécale dándole suaves palmaditas con la toalla y vuelve a enjuagar la toallita.
- Sácale la camisita. Lávale con la toallita húmeda el pecho, la barriga, los brazos por debajo y por encima, las manos y la espalda. Sécale dándole palmaditas con la toalla. Enjuaga la toallita.
- Ponle la camisita limpia.
- Sácale los pantaloncitos o el leotardo. Con la toallita húmeda lávale los pies y las piernas, limpiando bien entre los pliegues. Sécale dándole palmaditas con la toalla y enjuaga la toallita.
- Límpiale el cordón umbilical con una bolita de algodón o un bastoncillo esterilizado impregnado en alcohol, o como el médico te ha indicado.
- Sácale el pañal (no se lo saques ni un segundo antes de lo necesario).
- Con la toallita húmeda, lávale de delante hacia atrás (es especialmente importante

en las niñas). Asegúrate de separarle con suavidad los labios de la vagina (el flujo vaginal es normal en los primeros días; no se los frotes con fuerza), o si es un niño, límpiale todo el escroto (no tires hacia abajo del prepucio). Si ha sido circuncidado, limpia la zona y aplica un poco de vaselina o cúbrela con una gasa esterilizada como te han indicado. Sécale dándole palmaditas con la toalla.

- Ponle un pañal limpio, si te atreves, déjale el culito al aire un momentito para que se le seque bien, así reducirás la posibilidad de que le salga la erupción del pañal, y acaba de vestirle.

Bañera

CUANDO LA HERIDITA del cordón humbilical (o la del pene circuncidado) se le haya curado, puedes lavarlo en la bañera (pregúntaselo antes al médico o a la enfermera).

Resulta sin embargo difícil lavar a un niño tan pequeño en la bañera del cuarto de baño. Es más cómodo hacerlo en un lugar que quede a la altura de la cintura para que mamá o papá sólo hayan de doblar un poco la espalda en lugar de lavar a su hijo arrodillados junto a la bañera. Al principio es más fácil que sean dos las personas que laven al escurridizo bebé. O uno de los padres puede bañarse con él y el otro estar listo para ocuparse del pequeño al finalizar el baño.

Piensa que también puedes adquirir una bañera infantil (las que tienen en el interior una pared inclinada y acolchada para apoyar la espalda son muy prácticas), o usa la pileta del cuarto de

Al principio es más fácil que sean dos las personas que laven al escurridizo bebé

baño o de la cocina —después de haberla frotado y enjuagado a fondo—, y llénala con 5 o 7 cm de agua. Si lavas a un recién nacido en una pileta, seguramente le gustará estar sobre una gran esponja, mientras haya poca cantidad de agua. (De ese modo podrá apoyarse sin resbalar, pero los padres han de seguir sosteniéndolo con una mano.) En vez de la esponja también puedes poner en el fondo de la pileta limpia una toalla grande doblada dos o tres veces.

Un par de detalles:
- Aún no es necesario usar jabón o champú (lo que haría que el recién nacido fuera más resbaladizo todavía), pero si los usas, pon pequeñas cantidades.
- Aparta el grifo de la cocina para que no se golpee o se moje con él.
- No llenes nunca la bañera estando el bebé dentro ni le mojes directamente con el agua del grifo. Aunque saliera a la temperatura adecuada, un cambio repentino (como el que ocurre cuando alguien tira de la cadena o pone en marcha el lavaplatos) podría ser peligroso.
- No te desanimes si se echa a llorar como si le estuvierais sometiendo a una nueva tortura. Después de todo, hasta hace poco estaba calentito y seguro en un lugar pequeño. Al sentir el frío contacto del aire en su cálida piel, deja de sentirse arropado y seguro. Después de lavarlo varias veces, ya no tendrá tanto miedo. O si no, espera un poco. Aún no es necesario lavarlo en la bañera, in-

cluso puedes esperar varios meses, si lo lavas con una toallita húmeda cada dos días, bastará.
- Llena primero la bañera (y coloca la esponja en el fondo, si usas una); hazlo deprisa para que no se enfríe demasiado el agua.
- Límpiale los ojos y la cara como ya te he indicado (lávaselos antes de meterlo en la bañera para prevenir cualquier tipo de contaminación en los ojos).
- Desnúdale y métalo lentamente en la bañera o sobre la esponja de modo que le entren primero los pies, y apoya su espalda sobre una de tus manos y el correspondiente brazo, así le sostendrás el cuello. Lávale con la mano que te queda libre.
- Para lavarle la espalda, inclínalo hacia delante y apóyalo sobre el brazo con el que le estabas lavando y límpiasela con la mano con la que antes le sostenías el cuello.
- Una vez limpio, sácalo de la bañera, colócalo sobre una toalla seca y sécalo a fondo (sin olvidar los pliegues de las piernas, el cuello, etc.). Ponle un pañal limpio y vístelo.

Los problemas cutáneos más comunes

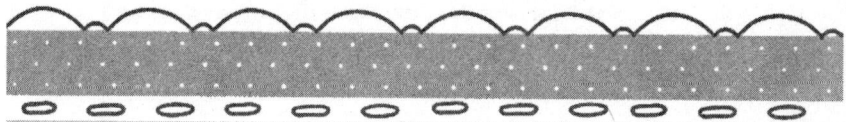

Ten en cuenta que la piel de un recién nacido puede sufrir diversas afecciones que quizá preocupen a los padres.

Costra láctea

LOS RECIÉN NACIDOS suelen pasar por una «muda» en la que les sale una nueva piel que reemplaza a la anterior adaptada al húmedo ambiente del útero, y en esta época la cabeza también se les puede cubrir de caspa.

La costra láctea, sin embargo, es muy distinta. Está formada por placas escamosas o costras amarillentas o anaranjadas.

Aunque tu hijo no tenga cabello, dale un masaje cada día en el cuero cabelludo con un peine o un cepillo de dientes infantil (que sólo usarás para este fin). Durante el tiempo dedicado al baño, dale un masaje en el cuero cabelludo con una toallita húmeda y después con el peine. Durante el invierno o en una estación seca, dale quizá un masaje en el cuero cabelludo con un poco de aceite infantil o de aceite vegetal natural para humectárselo.

Si aparece la costra láctea, masajea el cuero cabelludo con aceite, peinándoselo/cepillándoselo con suavidad para que las costras se vayan desprendiendo. Quizá necesitarás que el pediatra te recete una crema o un champú especial para ello.

Dale un masaje en el cuero cabelludo con una toallita húmeda y después con el peine

Acné del recién nacido

EL ACNÉ DEL RECIÉN NACIDO es algo normal y puede deberse a que las hormonas del pequeño están en plena actividad. Puede surgir como granitos y puntos blancos. No le obtures los poros con cremas ni aceites, ni uses jabones que sequen la piel. Lávale con una toallita húmeda usando un jabón/champú suave infantil o sólo con agua tibia. El acné y los puntos blancos desaparecerán (al cabo de algunas semanas).

Erupción debida al calor

LA ERUPCIÓN DEBIDA al calor puede ser un problema para los recién nacidos que nacen en verano. Es una erupción rojiza que aparece en las zonas donde el pequeño suda, como en los pliegues de las piernas y el cuello, y en los lugares donde le aprieta la ropita. Ponle ropa holgada de algodón siempre que puedas. Lavarle la erupción con un paño humedecido con agua mezclada con un poco de bicarbonato de soda puede aliviarle.

Ponle ropa holgada de algodón

Erupción del pañal

EN GENERAL SE CREE que la erupción del pañal surge por la irritación que causa la humedad, el roce y la fricción del pañal, por la humedad retenida en los pliegues de la piel, y por el contacto de la orina y las heces con la piel. Una vez la piel pierde la barrera protectora de los aceites naturales, tiende más a ser atacada por los honguillos al estar en contacto con las heces. Los casos prolongados y severos de esta afección pueden causar llagas abiertas que requieren una medicación especial para combatirla.

La mayoría de los recién nacidos, sin embargo, no tienen la erupción del pañal enseguida. En general, aparece de los 6 a los 10 meses de edad.

La mejor forma de prevenirla es manteniendo la zona del pañal limpia y seca cambiando con frecuencia los pañales, y lavársela con agua y quizá con un jabón suave para bebés, pero no con toallitas de papel húmedas, y luego dejar la piel descubierta para que se seque bien. Es muy importante cambiar los pañales con caquitas lo antes posible. El problema de dejar esta zona descubierta es que un recién nacido sin un pañal ¡es todo un peligro!

La erupción del pañal se cura o previene dejando que tu hijo eche sus cabezaditas acostado boca abajo con el culito descubierto. Ábrele el pañal y déjaselo bajo el cuerpo, o quítaselo del todo, y deja que haga el pipí sobre compresas absorbentes. (Este método sólo te funcionará durante algunas semanas, hasta que pueda moverse mientras duerme, o sea que ¡disfruta de la inmovilidad que ahora tiene!)

Otra forma de prevenirla es no ponerle calzoncitos de hule que impidan circular el aire. (Cubre el moisés o la cuna con pañales o compresas impermeables.)

Si le sale la erupción del pañal, llama a la consulta del pediatra antes de aplicar ninguna pomada. Algunos pediatras quieren asegurarse de que se trata realmente de esta afección y no de una candidiasis, por ejemplo, que requiere otro tipo de tratamiento.

Si eliges una pomada que se adquiere sin receta, la Academia Americana de Pediatría recomienda «una pomada suave, como las que contienen cinc».

Cuando el bebé tenga edad para tomar un

Deja que tu hijo eche sus cabezaditas acostado boca abajo con el culito descubierto baño (después de que el cordón umbilical se le haya caído), si echas en el agua un poco de bicarbonato de soda quizá se le calme la erupción. Si más adelante le pones polvos de talco, es mejor usar unos de harina de maíz o que tengan este producto como base, aunque algunos médicos dicen que no son útiles y que además obturan los poros.

Ictericia

NO ES UNA AFECCIÓN cutánea pero uno de sus síntomas es que la piel o el blanco de los ojos adquiere una coloración amarilla. Los síntomas aparecen en el hospital o poco después de abandonarlo. Se calcula que el 80 por ciento de los recién nacidos sufren esta afección. En ella el hígado del bebé al no funcionar por completo, no puede eliminar del torrente sanguíneo los hematíes superfluos. El pediatra puede explicarte los distintos tipos de ictericia que pueden darse.

Llama al pediatra, pero no te preocupes. La mayoría de los casos de ictericia sólo duran alrededor de una semana y el tratamiento es tan sencillo como cambiarle la alimentación o exponerle a la luz del sol. El tratamiento no significa forzosamente que el bebé esté realmente enfermo.

Quemaduras de sol y picaduras de insectos

La piel de un bebé se quema con el sol con gran rapidez, incluso en invierno

A ESTA EDAD no puedes aplicarle un spray antiinsectos ni una crema protectora (algunos médicos aconsejan hacerlo sólo a partir de los seis meses y usar productos especiales infantiles). La piel de un bebé se quema con el sol con gran rapidez, incluso en invierno. Mantenlo apartado del sol y en verano ponle ropita fresca de algodón. Evitarás las picaduras de insectos protegiendo el cochecito y el parque con una mosquitera.

La colada del bebé

«Chirrinchinchina ¿qué hay en la tina?...»

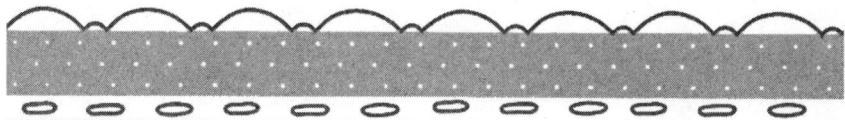

La colada no sólo consiste en lavar la ropa del bebé, sino también las mantitas, los edredones, las sábanas de la cuna, los gorritos y las almohadillas de choque (para la cuna), prácticamente todo aquello que esté en contacto con su piel. Aunque esté recién comprado, lávalo antes de ponérselo.

En primer lugar lee en las etiquetas las instrucciones de lavado del fabricante. Adquiere después el detergente o el jabón adecuado y sigue las instrucciones de la botella o de la caja.

Hasta que un bebé no tenga varios meses (hay quien dice hasta los 2 años), lávale la ropa con un jabón o detergente, líquido o en escamas, especial infantil, ya que los detergentes para «adultos» podrían irritar la sensible piel de tu hijo.

Suavizantes

ALGUNOS SUAVIZANTES también pueden irritarle la piel. Lo que no molesta a un bebé puede irritar a otro.

En general «las hojas suavizantes» para la secadora no penetran tanto en el tejido como el suavizante líquido que se echa en el programa del aclarado. Pero durante el primer mes, o incluso más si quieres, no hace falta que uses suavizante.

Si necesitas usar un suavizante que reduzca la electricidad estática del tejido, añade un suavizante líquido en el programa del aclarado y después pon el mismo programa de nuevo para aclarar la ropa dos veces.

En los pañales de algodón no uses suavizante porque deja una pátina y destruye su absorbencia.

Tejidos ignífugos

Algunos tejidos ignífugos (contra las llamas) son adecuados sobre todo para la ropa de dormir. Como no todos los detergentes infantiles conservan las propiedades de este tipo de tejidos, lee la información de la caja del detergente antes de adquirirlo.

Manchas

Para eliminar las manchas puedes lavarlas o dejarlas en remojo usando detergente infantil o detergente para adultos, o ambas cosas, y lejía, siempre que laves después la ropa con detergente infantil y la enjuagues a fondo.

En general, puedes aclarar la prenda y lavar después la mancha con un poco de blanqueador sin cloro o dejarla en remojo con un quitamanchas enzimático antes de lavarla como de costumbre.

Para evitar que le irrite la piel pon el programa del aclarado dos veces

Fíjate más en las instrucciones del fabricante referentes a si se puede usar lejía, si irrita las pieles sensibles (para evitar que le irrite la piel pon el programa del aclarado dos veces).

Si deseas saber cómo limpiar alguna mancha en concreto, llama al teléfono del consumidor que aparece en la caja del detergente o al fabricante de la prenda. La oficina de atención al cliente quizá tenga disponible alguna lista para mandarte con instrucciones sobre cómo limpiar los distintos tipos de manchas.

Pañales de algodón

Lava los pañales de algodón por separado

LAVA LOS PAÑALES de algodón separados del resto de la colada del bebé para no diseminar las bacterias.

Aclara enseguida el pañal sucio con agua fría después de haberle puesto otro limpio a tu hijo *(véase el capítulo «Limpia y seca a tu hijo», p. 75)*.

Antes de meter los pañales en la lavadora, déjalos en remojo con agua caliente a la que habrás añadido media taza de detergente o de lejía por cada 4 litros de agua.

Mete en la lavadora sólo los pañales, no los mezcles con el resto de la colada del bebé. Lávalos con jabón o detergente, y lejía, en agua caliente, siguiendo las instrucciones de las botellas o las cajas. No metas en la lavadora más de 36 pañales a la vez, es mejor lavar menos cantidad. Acláralos con agua fría y tiéndelos o métalos en la secadora.

Algunos padres dicen que como la lejía es demasiado fuerte para la piel del bebé y para los pañales, y desgasta la tela más deprisa, prefieren usar un blanqueador sin cloro.

Pero el cloro es realmente el que destruye los gérmenes fecales (por eso se echa en el agua de las piscinas). Si lo usas, aclara los pañales poniendo el ciclo del aclarado dos veces.

Las temperaturas

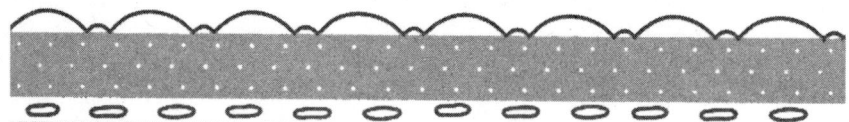

Los bebés no necesitan estar más abrigados que los adultos y aunque los recién nacidos puedan tener algún problema para regular la temperatura de su cuerpo, lo acaban solucionando al cabo de algunos días.

La mayoría de los padres tienden más a abrigar demasiado a su hijo recién nacido que a hacer lo contrario. El mejor consejo es evitar las corrientes de aire y no colocar el moisés frente a un acondicionador de aire, un ventilador o una ventana/puerta con corrientes de aire y vestirlo con varias capas de ropa.

Que esté cómodo

Muchos bebés no desarrollan la capacidad de transpirar hasta la edad de un mes o más

EN VERANO NO ABRIGUES demasiado a tu hijo recién nacido. Las prendas y las gorritas de algodón que «transpiran» son mejores que las sintéticas. Mete los dedos en el interior del cuello de la camisita de tu bebé e intenta sentir si la piel de la espalda y la nuca le transpira o está fría. Comprueba si en los pliegues de las piernas y el cuello hay sudor (las manos y los pies no son unos buenos indicadores). Ten en cuenta que muchos bebés no desarrollan la capacidad de transpirar hasta la edad de un mes o más, no bases tu conclusión sólo en la ausencia de sudor.

Mantén a tu hijo recién nacido alejado del sol (aunque sea invierno). La delicada piel de un bebé se quema con mucha rapidez y a esta tierna edad es demasiado temprano para aplicarle cremas protectoras (la crema protectora no se recomienda en niños menores de seis meses). Ten también cuidado con el reflejo del agua o de la arena.

Para dormir ponle la misma cantidad de ropa que tú usarías y no lo cubras con varias capas de ropa. En verano, cuando hace calor, puede dormir con el pañal, la camisita y los patucos o los calcetines cubierto con una mantita liviana o una sábana.

Cuando haga más fresco, ponle para dormir un pelele o unos pantaloncitos para que le ayuden a conservar el calor o dos pares de calcetines. Una gorrita también le ayudará a conservar el calor, al menos hasta que le haya salido todo el cabello, ya que éste protege del frío. Ten en cuenta que a esta edad tu hijo no puede apartarse la manta si tiene demasiado calor o ponerse otra si tiene frío, y comprueba a fondo que no le falte o sobre nada.

Tomarle la temperatura

LA ÚNICA FORMA segura que hay de saber la temperatura de un bebé es tomándosela. No se la tomes si el pequeño no está más caliente de lo habitual (o más frío, una temperatura inferior a la normal también puede indicar una infección), o si no hay ningún otro signo de enfermedad, como letargo o falta de apetito.

Adquiere un nuevo termómetro digital (o quizá en el hospital te den uno) que sirve para tomar tanto la temperatura rectal como la axilar, ya que es fácil de leer y manejar, funciona rápidamente y no tienes que preocuparte por si se rompe. Algunos modelos tienen la punta flexible. Antes de usarlo por primera vez, lávalo siguiendo las instrucciones de la caja (y sin duda después de cada vez que lo uses).

Los puntos del cuerpo más idóneos para tomar la temperatura a un recién nacido son el recto o la axila (también puede tomarse en la oreja, pero este tipo de termómetros especiales son caros). Los pediatras suelen preferir la temperatura rectal porque creen que es la que más se aproxima a la temperatura corporal. Si el bebé llora y está alterado, tendrá más temperatura que si está tranquilo.

Temperatura normal

LA TEMPERATURA AXILAR normal oscila entre 36,5 y 37,5 ºC, aunque algunos médicos dicen que el punto límite es 37 ºC, como en los adultos. Otros sugieren que no hay que preocuparse hasta que la temperatura axilar supere los 37,7 ºC.

La temperatura rectal normal es un poco más alta, de 36,6 a 38 ºC. Si tu hijo tiene 38,3 ºC o más, o 36 ºC o menos, llama al médico.

(La temperatura axilar es en general medio grado más baja que la corporal, y la temperatura rectal, medio grado más alta que la corporal.)

Temperatura axilar

QUÍTALE LA CAMISITA y sécale la axila. Sostén a tu hijo en el regazo o sobre el vestidor, en alguna parte que pueda estar cómodo durante varios minutos.

Colócale la punta sensora del térmometro en la axila, bájale el brazo y manténselo pegado a ella como si fuera un ala de pollo doblada. Deja pasar al menos tres minutos antes de leer el termómetro, si esperas cinco es mejor, o hasta que tu nuevo termómetro digital emita la señal acústica.

Temperatura rectal

EN PRIMER LUGAR prepara toallitas húmedas, un paño para cubrirte el regazo y un pañal limpio, porque al tomarle la temperatura rectal quizá le entren ganas de evacuar (si está teniendo diarrea, usa la medición axilar).

Lubrica la punta sensora del termómetro con vaselina o con un gel lubricante.

Una forma de realizar la medición es colocar a tu hijo boca abajo y quitarle el pañal. La otra, ponerlo boca arriba y levantarle los pies, como cuando le cambias el pañal.

Dos formas de tomar la temperatura rectal

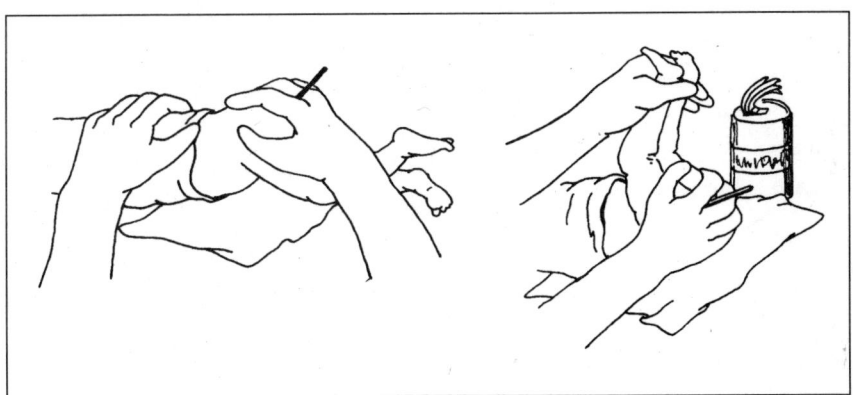

Apártale las nalgas e introduce muy lentamente la punta sensora en el ano hasta el final de la punta plateada. Cuando sientas alguna resistencia, detente y sácala un poco. (Has de introducir un centímetro de la punta. Puedes medir la punta sensora del termómetro y marcar esta distancia en tu termómetro con un marcador.)

Sujeta el termómetro entre los dedos de la palma de la mano con la que estás cubriendo las nalgas de tu hijo o sujétalo entre los dedos de una mano mientras sostienes con la otra sus pies. Normalmente hay que esperar unos dos minutos o hasta que el termómetro digital emita la señal acústica.

Después de leer el termómetro, límpialo con alcohol etílico, así estará listo para cuando necesites usarlo de nuevo.

Si tu hijo tiene fiebre o una temperatura inferior a la normal, llama al pediatra. No esperes. No le des ninguna medicina pero sigue con las tomas o dale biberones de agua tibia. Ponle ropita fresca y asegúrate de que en la habitación no haga calor.

> Recuerda que la fiebre es síntoma de una infección o enfermedad y no un problema en sí misma

Recuerda que la fiebre es síntoma de una infección o enfermedad y no un problema en sí misma. (Dependiendo de la enfermedad, un bebé con una temperatura de 38,5 ºC puede estar muy enfermo, y en cambio otro con una temperatura de 39,5 ºC no tener una enfermedad grave. Pero esto es sólo para los bebés de más edad, en cuanto a tu recién nacido llama enseguida al médico.)

Temperatura del hogar o de su habitación

LA TEMPERATURA que se recomienda para un recién nacido es de 21 a 22 ºC (se sienten a gusto con las temperaturas que a la mayoría de los adultos les resultan agradables). Evita dejarle delante de un ventilador, del acondicionador de aire o de las tuberías de la calefacción, ya que los recién nacidos necesitan una temperatura constante y aún no saben enfriar su cuerpo, calentarlo, enfriarlo de nuevo... En el hospital a veces les protegen la cabeza con un gorrito para que conserven el calor del cuerpo, aunque el ambiente esté climatizado. (Un ventilador o un acondicionador de aire ruidoso pueden ayudar a calmar a un bebé.)

En los meses secos es importante humidificar el ambiente, sobre todo para dormir. Puedes colocar en su habitación un humidificador o un vaporizador. Asegúrate de limpiarlo con frecuencia (al menos cada semana, con agua y un poco de lejía) para que no se formen bacterias ni moho, y no lo dirijas directamente al moisés o a la cuna. En los humidificadores ultrasónicos es mejor usar agua destilada, ya que hay la teoría de que las partículas minerales del agua sin destilar podrían irritar los pulmones de un bebé. Si se trata de un humidificador incorporado, asegúrate de cambiar los filtros o de limpiarlos antes de volver a casa con tu hijo.

En los meses secos es importante humidificar el ambiente

La seguridad ante todo

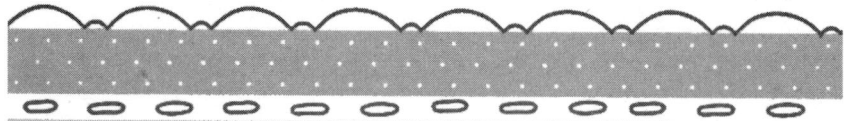

Este libro no pretende ser un manual de primeros auxilios o una guía médica, aunque es una buena idea tener este tipo de libros a mano, pero para la seguridad del bebé hay algunas precauciones básicas que los nuevos padres han de conocer:

Precauciones básicas de seguridad

- Vacía la cuna, el moisés o el parque cuando el bebé duerma para evitar que se asfixie, lo cual significa sacar las almohadas, los animales de peluche o los juguetes blandos. No coloques a tu hijo boca abajo sobre ningún objeto muy blando como un cojín, una almohada o un sillón relleno de cuentas porque podría hundirse en él. No cubras el colchón de la cuna con una bolsa de la basura, una bolsa de plástico para proteger la ropa, una fina cubierta de plástico o con alguna otra cosa parecida porque este material podría impedir respirar a un recién nacido.
- Para sostenerle bien el cuello, dado que un recién nacido aún no puede incorporarse, bloquéale la cabecita con una toallita o una mantita arrollada o adquiere una almohadita especial que rodee la cabeza del recién nacido. Pónselo cuando esté en la sillita del

coche, en el cochecito o en la mecedora. A propósito, como un recién nacido no puede incorporarse, hay que tener en cuenta que muchos coche-sillita —el cochechito sencillo plegable— no acaban de sostener el cuello de un recién nacido del todo o no están lo suficientemente acolchados.

- Asegúrate de que tu cochecito tenga un cinturón de seguridad que lo sujete también por la entrepierna y de usarlo. Los cochecitos han de tener una base sólida para que no vuelquen y frenos que funcionen.
- No des aspirinas a los niños. Se han relacionado con el Síndrome de Reye, una afección que puede ser mortal. No des nunca a un recién nacido nada que el pediatra no te haya aconsejado. Cuando el bebé tenga más edad, puedes darle Paracetamol en gotas en vez de aspirinas.
- No le pongas a un recién nacido polvos de talco normales o para bebés porque si los inhala podrían irle a los pulmones.
- Nunca ates un chupete (o cualquier otro objeto colgante con un cordón) alrededor del cuello del bebé. (Esta advertencia tendría que aparecer en las cajas de los chupetes.) No uses chupetes caseros. Tira de los chupetes y de las tetillas de los mismos con frecuencia para comprobar que no pueda tragarse o inhalar la parte de la tetilla, y que no esté agujereado o partido. La protección o el disco que rodea la tetilla ha de ser lo suficientemente grande para que no pueda metérsela en la boca y tener agujeros

de ventilación para que el bebé pudiera respirar en el caso de acabar metiéndosela en ella.

- Mantén los juguetes o la ropa con cordones, las bolsas de la colada y otros objetos similares fuera de la cuna y lejos del recién nacido para evitar la muerte por estrangulación. Si sobre su cuna hay un móvil asegúrate de que esté bien sujeto y de que no tenga cordones o cintas largas (si es así, sácalo antes de que el niño pueda alcanzarlo).

Los listones de la cuna no han de estar separados entre sí más de 5-7/20 cm

- Los listones de la cuna no han de estar separados entre sí más de de 5-7/20 cm. Asegúrate de comprobarlo, sobre todo si duerme en una cuna antigua usada que alguien te haya dado. El colchón ha de encajar a la perfección y la cuna no ha de tener barras en las esquinas. Estas precauciones son para evitar que se asfixie.

- Usa la cuna o el gimnasio de juguete sólo hasta que el pequeño tenga edad suficiente para levantarse y alzarse mientras está a gatas. Saca el gimnasio cuando esté durmiendo. (Quizá prefieras usarlo sólo en el suelo, con tu hijo tendido sobre una manta suave.)

- Si el parque o la cuna portátil tiene uno de los lados que no se sostiene bien, no lo uses nunca con uno de los lados bajados porque un recién nacido podría meterse debajo de él y asfixiarse. Mejor aún, no lo uses.

Nunca lleves a tu hijo en el coche sin haberle abrochado el cinturón de seguridad

- Nunca lleves a tu hijo en el coche, aunque sólo vayas a dar una vuelta a la manzana, sin haber colocado correctamente la sillita de seguridad (lee las instrucciones del fa-

bricante) y sin haberle abrochado el cinturón. La sillita es obligatoria. Y nunca uses una mochila porta-bebés o un canguro como una sillita de seguridad.
- Los cambiadores han de tener cinturones de seguridad o rebordes para impedir que el bebé se caiga.
- No endulces con miel cualquier alimento ni el chupete de los bebés menores de un año. Podría causarles botulismo.
- No le pongas a dormir en la cama con un biberón. Un bebé puede ahogarse o desarrollar una otitis, caries y otros problemas dentales al tener por la noche en la boca cualquier otra cosa que no sea agua.
- No dejes al alcance de un bebé de corta edad juguetes pequeños. Tiende a metérselos en la boca y podría ahogarse. Un recién nacido aún no puede hacerlo, pero sus hermanitos mayores sí. Los juguetes para niños menores de tres años no pueden estar formados por piezas pequeñas, ya que es ilegal, pero ten mucho cuidado con los juguetes para niños mayores que tengan alguna parte que pueda arrancarse, como los ojos de los ositos de peluche o alguna parte que pueda romperse en piezas pequeñas. *Cualquier cosa que entre dentro del rollo del papel higiénico es demasiado pequeña para un bebé.*
- Si usas una sillita de seguridad, una cuna o algún otro objeto similar que te hayan prestado, dado o que has comprado de segunda mano, comprueba que sea seguro.

No le pongas a dormir en la cama con un biberón

Muchas veces estos objetos han caducado o han sido retirados del mercado pero su propietario al ignorarlo los entrega a los nuevos padres.
- Instala un detector de humo en la habitación de tu bebé.

Atragantamiento

Son los bebés de más edad que gatean o buscan pequeños objetos para metérselos en la boca los que sufren más atragantamientos

A MUCHOS PADRES primerizos les aterra que su hijo recién nacido se esté ahogando y ellos no sepan qué hacer.

Sin embargo, son los bebés de más edad que gatean o buscan pequeños objetos para metérselos en la boca los que sufren más atragantamientos. El atragantamiento después de todo está causado por la obturación de la tráquea con algo como una uva, una pasa, una palomita, un cacahuete, un pedazo de zanahoria o de perrito caliente, o una moneda. Aunque la leche materna o la fórmula láctea pueda meterse por equivocación «en el conducto equivocado», el bebé suele devolverla.

Pero si tu hijo se está ahogando, no puede respirar o su rostro se pone violáceo, o ambas cosas, pide ayuda al 061. (Los médicos pueden darte instrucciones por teléfono.) La Academia Americana de Pediatría te recomienda mientras tanto colocar la cara y la cabeza del bebé debajo de tu antebrazo, y con la mano sobre su cara y cabeza, inclinarlo hacia abajo formando un ángulo de 60º. Dale cuatro golpes rápidos con la base de la mano entre los homoplatos, en la parte superior. (Si está silencioso cuando tendrías que oír cómo respira, significa que la tráquea está bloqueada, y si hace algún ruido, significa que el aire está circulando.)

Si te interesa el tema de los primeros auxilios, llama a la Cruz Roja indicando que deseas hacer un curso especializado en bebés.

¿QUÉ HAS DE COMPRAR para el primer mes? No te preocupes por adquirirlo hasta que vuelvas a casa, ya que todo cuanto necesitas lo encontrarás fácilmente.

Casi todos los pediatras coinciden en que a un recién nacido es mejor no administrarle o aplicarle ningún producto artificial y que en el caso de hacerlo ha de ser en una cantidad muy pequeña. Su piel es casi perfecta tal como es y las lociones y los productos perfumados aumentan el riesgo de que se le irrite. En vez de usar cremas protectoras o un spray antiinsectos, mantenlo alejado del sol y de los mosquitos.

Muchos médicos recomiendan que en vez de limpiarle con toallitas húmedas al cambiarle el pañal, uses sólo agua y bolitas o discos de algodón (los discos son más fáciles de manejar que las bolitas).

Del mismo modo, a esta tierna edad no son las cremas sino el aire el mejor remedio para combatir la erupción del pañal. Si tu hijo padece esta afección en el primer mes, llama al pediatra.

No le pongas polvos de talco porque al inhalarlos los pulmones del recién nacido podrían dañarse. Ni tampoco te los pongas tú cuando estés cerca de él.

Necesitarás alcohol etílico, bolitas de algodón esterilizadas y bastoncillos para limpiarle el cordón umbilical. Si tu hijo está circuncidado, te hará falta vaselina o la pomada que te hayan rece-

El botiquín

A un recién nacido es mejor no administrarle o aplicarle ningún producto artificial, en el caso de hacerlo ha de ser en una cantidad muy pequeña

tado. Para no irritarle la piel al limpiarlo con una toallita húmeda usa un poquito de jabón o de champú suave para bebés. También necesitarás tijeras de puntas redondeadas, un peine y un cepillo infantil, y un aspirador nasal para succionarle la nariz y la boca. A veces en el hospital te dan estos artículos. Cuando vayas a la farmacia adquiere Paracetamol en gotas en lugar de aspirinas, porque este producto se ha relacionado con el Síndrome de Reye. En un momento dado, quizá necesitarás inducirle el vómito en caso de una intoxicación accidental, pero no lo hagas hasta que el Instituto de Toxicología (teléfonos en España: 933 174 061 para Barcelona o 915 628 469 para Madrid) te diga que puedes realizarlo (vomitar sustancias tóxicas puede a veces dañar el esófago).

Sillita de seguridad

NO ESPERES A ADQUIRIRLA más tarde porque la necesitarás al abandonar el hospital para viajar con tu hijo en el coche o en el taxi que os llevará de vuelta a casa.

Existen mucho modelos con varias opciones. Básicamente para bebés hay:
- Las sillitas envolventes, con o sin asa para transportarlas (en teoría son portátiles), su capacidad es perfecta para un recién nacido y puede contener como máximo un cuerpo de 9 kg.
- Las «convertibles» pueden colocarse también mirando hacia el frente para que sirvan al mismo tiempo para bebés y niños de más edad (suelen ser adecuadas hasta los 4 años). Se dejan en el coche en vez de transportarlas.

Dedica un poco de tiempo a comparar distintas sillitas. Hay docenas de modelos.

Las sillitas de seguridad han de ser fáciles de sacar del coche para poder llevar a tu hijo al supermercado sin tener que pasarte 20 minutos sacando y colocando la sillita.

Como algunos padres la usan también en casa como una especie de tumbona para su hijo recién nacido, antes de adquirir una ten en cuenta que esté bien acolchada para que sea cómoda, que tenga un asa y que sea fácil de lavar, pero el acolchado no ha de ser excesivamente blando para que tu bebé no puede hundirse en él y ahogarse.

En el coche la sillita del bebé se coloca encarada hacia atrás. Si no eres tú la que conduces, viaja en el asiento trasero junto a la sillita de tu hijo. Si conduces tú y viajas sola con él, lo mejor es seguir colocando la sillita en el asiento trasero. No vuelvas la cabeza ni juguetees con tu bebé, si es necesario acércate al arcén y detén el coche.

Lee las instrucciones del fabricante (y guárdalas quizá en el coche). Los manuales de algunas marcas de coches contienen unas instrucciones muy concretas sobre el uso de las sillitas de seguridad según los distintos modelos. Si no la colocas correctamente, estarás reduciendo su utilidad.

Antes de adquirir una, asegúrate de que le «vaya bien» a tu tipo de coche. Algunas sillitas no pueden usarse en los asientos de determinados tipos de coches (lee las instrucciones).

Con frecuencia el asiento trasero está un poco inclinado hacia atrás, lo cual significa que la sillita también se decantará hacia el respaldo del

Dedica un poco de tiempo a comparar

Las sillitas de seguridad han de ser fáciles de sacar del coche

asiento. Y si a tu hijo se le inclina la cabeza hacia delante, podría tener problemas para respirar. Para impedirlo pon una toalla arrollada debajo de su sillita para que quede al mismo nivel del asiento, en la parte en la que se inclina hacia el respaldo. Además de impedir que a tu hijo se le incline la cabeza hacia delante, no se sentirá como si viajara en el coche de pie. Rodéale luego la cabecita con otra toalla arrollada de modo que le vaya de un hombro al otro, así le sostendrá el cuello e impedirá que se le incline a un lado y a otro (es el mismo método que el de la mecedora). En vez de la toalla también puedes utilizar pañales de algodón, una mantita o una almohadita especial. Asegúrate de no ponerle la toalla debajo del cuerpo para que el cinturón de seguridad no le apriete demasiado.

La salud física de la mamá

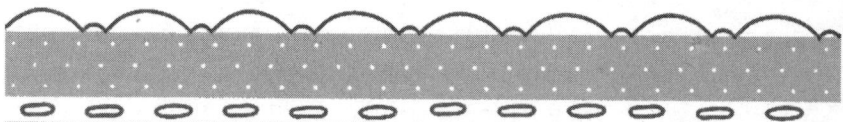

Ahora que casi se han tratado todos los temas concebibles sobre los recién nacidos, vamos a centrarnos en el valeroso ser que produjo ese hermoso bebé y que vivió para contarlo. ¿Cómo se siente y qué experimenta una mamá al volver a casa después de salir del hospital y durante el primer mes?

Involución y entuertos

LAS CONTRACCIONES siguen apareciendo después del alumbramiento porque el útero actúa para recuperar el tamaño normal y restablecerse del parto. Algunas mujeres ni siquiera las sienten, otras en cambio piden una medicación para aliviar el dolor que les producen. Las mamás lactantes quizá las noten al amantar a su hijo, ya que este acto activa la producción de oxitocina, una hormona que estimula las contracciones. Tanto las mujeres que han dado a luz por cesárea como las que han tenido un parto vaginal pueden experimentarlas.

Mamás por cesárea

AUNQUE LAS MAMÁS que han dado a luz por cesárea estén en el hospital sólo un poco más que las mamás que han tenido un parto vaginal, al llegar a casa tardarán un cierto tiempo en recuperarse de lo que se considera una operación importante.

Los posibles efectos secundarios de esta operación son el dolor de la incisión en el abdomen, las contracciones dolorosas que produce el útero al recuperar el tamaño normal, gases, estreñimiento, y dolor al sentarse, al levantarse o al andar. Ten en cuenta que tendrás que lavarte con una esponja hasta que te saquen los puntos o las grapas quirúrgicas (se realiza antes de una semana y suele tener lugar en el hospital) o hasta que se disuelvan.

Uno de los problemas más difíciles de sobrellevar es no poder coger ni sostener a tu hijo recién nacido enseguida. Pero alguien puede acercártelo, y para amamantarlo puedes tenderlo sobre una almohada. (Las almohadas van bien para reír, toser y también para estornudar.)

Las mamás que han dado a luz por cesárea necesitarán un poco más de apoyo emocional

Las mamás que han dado a luz por cesárea necesitarán un poco más de apoyo emocional. Probablemente esperaban tener un parto vaginal. Puede que sientan que han «fracasado» al dar a luz por cesárea, que estén frustradas por las limitaciones posquirúrgicas o decepcionadas porque la «experiencia de dar a luz» no fue como esperaban. (A muchos papás también puede ocurrirles lo mismo. Al ser la cesárea una operación importante, el gota a gota, el atuendo quirúrgico y la anestesia quizá signifique que la bonita escena que el papá esperaba presenciar en la sala de partos, en la que el médico deposita al bebé en los brazos de su mamá segundos despues de nacer, no ocurrirá.)

Como la recuperación puede tardar varias semanas, es mejor que el papá intente conseguir un permiso por paternidad en el trabajo o unas vacaciones o que alguien se quede a dormir en casa para ayudar al menos por una semana, aunque dos o tres sería mucho mejor. Durante las primeras dos semanas probablemente la mamá no podrá coger ni sostener a su bebé, subir escaleras, conducir o ni siquiera dar los paseos que le gustaría.

A MUCHAS MUJERES les aterra la episiotomía porque la recuperación resulta dolorosa. Los puntos en el perineo se disuelven y no es necesario sacarlos, pero para ello ha de transcurrir de una a tres semanas, tiempo durante el cual te resultará doloroso sentarte, estar de pie o toser, aparte de que los puntos quizá te causen picor. El roce de la compresa produce más molestias todavía.

Mientras estés en el hospital te indicarán cómo cuidar la episiotomía para evitar una infección y ayudar a que se cure la herida. El cuidado quizá consista en tomar baños de asiento con agua tibia varias veces al día o en echarte un chorrito de agua tibia en la zona después de orinar. Otras veces consiste en la vía «fría» con compresas de hielo. Quizá te receten alguna medicación, de no ser así intenta aplicarte hamamélide de Virginia en la zona con una bolita de algodón.

Como en el caso de las hemorroides, evita sentarte en una misma posición durante mucho tiempo para no ejercer demasiada presión sobre el perineo. En realidad después de un parto vaginal toda la zona del perineo queda dolorida, se haya practicado o no la episiotomía.

SI LA PRESIÓN QUE EJERCE el bebé sobre el recto durante el embarazo no te produjo venas varicosas alrededor del ano o en el interior del recto

Cuidado de la episiotomía

Hemorroides

(hemorroides), el esfuerzo de empujar durante el parto quizá sí te las cause. Las reconocerás por el picor, la sensación de ardor, la sangre, el dolor o la presión que sientas al evacuar.

El tratamiento para disminuir la hinchazón es el mismo que el de la episiotomía, mantén el área limpia tomando baños de asiento y no estés sentada en una misma postura durante mucho tiempo. En la farmacia te aconsejarán algún medicamento para disminuir el picor y el dolor, o prueba con la hamamélide de Virginia. Evita el estreñimiento —el esfuerzo al evacuar aumenta la hinchazón— e ingiere alimentos ricos en fibra o un ablandador fecal* si es necesario. Bebe también mucha agua. Mantén el área limpia. Intenta estar reclinada lo más a menudo posible: alimenta y abraza al bebé mientras estás tendida.

Loquios Los LOQUIOS son básicamente el tejido uterino muerto que se elimina. El flujo puede durar hasta siete semanas. La eliminación de sangre y moco no ha de contener grandes coágulos de sangre y ésta sólo ha de ser de color rojo vivo durante algunos días. No uses tampones porque podrían causarte una infección, usa sólo compresas. El color, la cantidad y el olor de los loquios puede cambiar a lo largo de las semanas, pero a las mamás lactantes les «duran» menos. Hacer más ejercicio del habitual puede provocar que el flujo sea más abundante. Si sientes dolor o unos retor-

---

* Un fármaco que disminuye la tensión superficial de la masa fecal, permitiendo que los líquidos intestinales penetren y ablanden las heces *(N. de la T.)*

tijones inusuales, si has de ponerte más de una compresa en el espacio de una hora durante dos horas seguidas, si el flujo es abundante y con muchos coágulos, si despide un olor desagradable o si te produce picor, llama a la consulta del médico. En general el flujo no debería ser más abundante que el flujo sanguíneo que normalmente pierdes el día álgido de la menstruación. Si tienes una fiebre de más 38 ºC o sientes dolor, díselo también al médico porque podría tratarse de una infección uterina.

LA FALTA DE SUEÑO es realmente una especie de tortura. Lo curioso es que también constituye un rito de maternidad o de paternidad.

Duerme cuando tu hijo duerma. (Todo el mundo lo aconseja, pero hazlo de verdad.) Limpia la casa más tarde, consigue que alguien te ayude o llega a un acuerdo con las amigas o las vecinas. Alimenta al bebé antes de acostarte, lo cual significará que dormirá un poco más.

Algunos padres cuidan a su hijo por turnos: uno de ellos se va a dormir al sofá o al sofá-cama del piso de abajo, a la tienda de campaña o a la autocaravana aparcada en el patio trasero, o a una pensión. Al menos uno de ellos dormirá toda la noche.

Haz lo que a ti te funcione y no te preocupes por lo que los vecinos o los familiares digan. La falta de sueño influye en cómo te sientes con relación a casi todo lo demás, incluyendo la maternidad.

Falta de sueño

Duerme cuando tu hijo duerma

Haz lo que a ti te funcione y no te preocupes por lo que los vecinos o los familiares digan

Pechos doloridos

Si estás amamantando a tu hijo, has de animarle a seguir haciéndolo

AL DAR A LUZ los pechos de la madre secretan calostro, pero los bebés consumen muy poco. Del segundo al séptimo día después del parto «sube» la leche, y entonces los pechos pueden adquirir un gran tamaño y estar doloridos, calientes y duros. A ninguna nueva mamá le parece divertido. En realidad, es el último pequeño y cruel *shock* que el cuerpo reserva a una mujer cuya figura ha sufrido ya un dramático cambio.

Quizá parezca más fácil reaccionar rechazando la situación, pero si estás amamantando a tu hijo, has de animarle a seguir haciéndolo, darte masajes en el pecho y extraerte la leche que tengas de más. (La extracción te resultará más fácil si la haces mientras tomas una ducha caliente.) El amamantamiento puede resultar difícil porque los pezones parecen estar tirantes y al bebé le cuesta encontrarlos y mantenerlos en la boca. En este caso antes de darle de mamar intenta extraerte la suficiente leche para que los pechos estén menos congestionados.

Si antes de que te suba la leche te das un masaje en el pecho, evitarás que se congestionen tanto. También se recomienda aplicar en ellos compresas calientes o tomar una medicina para aliviar el dolor. Por suerte la intensa congestión de los pechos suele durar sólo un día.

Tanto a las madres que dan el pecho como a las que dan el biberón les «sube» la leche. Para estas últimas algunos médicos recetan hormonas en algunos casos para evitar la congestión de las mamas. Incluso sin recibir ninguna inyección la producción de leche se agota al cabo de varios días o de una semana. El masaje —o incluso el hecho de lavarse vigorosamente al tomar una ducha— fomenta la producción de leche y debe evitarse para que ésta no continúe. Un sostén con una buena sujeción también te ayudará a sentirte más cómoda.

Los pechos pueden secretar calostro antes del parto y después de él, así como leche. Para no manchar la ropa, ponte en el interior del sujetador un disco protector, o un trozo de pañal de algodón o de pañal desechable (sin las láminas de plástico). Cámbiate la protección a menudo para que los pezones se mantengan secos.

No te sorprendas si después del embarazo tus pechos y pezones no son del mismo tamaño o forma que antes. Espera un par de meses antes de lamentarte o de alegrarte por tus nuevos pechos. A veces aparecen estrías en los senos y los pezones se oscurecen.

LAS MAMÁS que durante el embarazo se libraron de las montañas rusas hormonales pueden volver a descubrirse en ellas. Durante las seis semanas siguientes al parto es normal llorar por nada y el trastorno conocido como la «melancolía de la maternidad» puede incluir ansiedad y un gran espectro de cambios de ánimo. Los cambios hormonales también causan a veces una profunda depresión. Así como sudar y orinar en exceso (el cuerpo intenta eliminar el exceso de líquido). La pérdida de cabello tampoco es algo inusual. La sequedad vaginal también es un problema, en especial para las madres lactantes, y el cambio hormonal a veces produce una pérdida de deseo sexual (¿o podría ser simplemente cansancio?).

Hormonas

Durante las seis semanas siguientes al parto es normal llorar por nada

Ponte en contacto con el médico de cabecera para recibir más información y ayuda, en especial si caes en una profunda depresión. Por desgracia, el llanto fácil apenas se trata, pero si tienes una depresión no dudes en decírselo al médico. *(Véase el capítulo «Cuando estás sola o sientes que lo estás», p. 158)*

Ejercicio

No te excedas, y si tienes ganas de hacer ejercicio durante el primer mes sigue el consejo de un profesional. Recuerda que tu cuerpo ha hecho un gran esfuerzo y ha cambiado, y que las articulaciones y los ligamentos aún no están en las mismas condiciones que antes del embarazo. No vale la pena lesionarse por intentar recuperar la figura o el peso que antes tenías. Relizar mucho ejercicio también incrementa el flujo de los loquios.

No obstante, un ejercicio suave, como pasear, te ayudará a recuperarte. Pregunta al médico cuándo puedes empezar un programa de ejercicios y pídele que te recomiende algunos ejercicios posnatales en concreto que no lastimen unos determinados tejidos o músculos. Recuerda que al principio el ejercicio ha de ser suave y detente enseguida si sientes algún dolor. Las mujeres que han dado a luz por cesárea tendrán que esperar pacientemente antes de poder hacer ejercicio, durante dos semanas ni siquiera se recomienda que conduzcan.

Las madres recientes pueden perder de 4,5 a 7 kg en el hospital

Las nuevas madres pueden perder de 4,5 a 7 kg en el hospital (el peso del bebé más 3 kg adicionales: uno de placenta, otro de líquido amniótico y otro de agua/sangre) y a la siguiente semana cerca de 1,5 kg al eliminar el líquido retenido.

Las madres lactantes han de seguir ingiriendo las calorías, las vitaminas y los suplementos minerales recomendados. Las madres que eligen la lactancia artificial han de procurar tomar suficientes vitaminas y minerales, en especial hierro y calcio, para ayudar a su cuerpo a recuperarse.

Intestinos y vejiga

Después de un parto vaginal mientras estás en el hospital es común tener estreñimiento y dificultad para orinar, y aunque sea inusual también puede ocurrirte en casa durante algunos días. Para solucionar este problema bebe mucha agua y consume alimentos ricos en fibra. (Ten en cuenta que la cantidad de leche producida suele depender directamente de la cantidad de líquidos ingeridos.)

Durante un parto por cesárea los intestinos se «detienen» con la antestesia y después han de volver a ponerse en marcha. Además, la operación ha permitido que entre aire en la cavidad abdominal. Las mamás han de esperar tener gases abdominales y experimentar hinchazón, lo cual puede ser sumamente doloroso. Una dieta líquida, las medicinas que adquieras sin receta en la farmacia para eliminar los gases y los paseos deberían ayudarte a resolver este problema. Además, la sonda quizá te haya irritado la uretra, o sea que cuando tomes una ducha no te limpies con jabón esta área. Pregunta en el hospital qué tipo de molestias tendrás al volver a casa.

Cómo encontrar un pediatra
«El médico está en el interior»

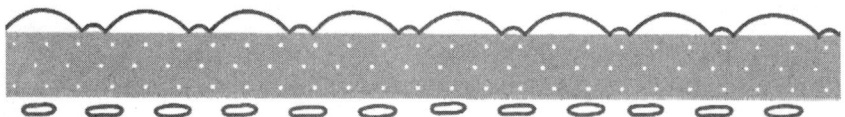

Para unos nuevos padres lo más estresante es que su bebé esté enfermo. Y, aunque no lo esté, si alguna vez tienes alguna pregunta, el consultorio del pediatra puede ser un medio y una fuente de apoyo excelentes para ti. Intenta mantener una entrevista con un pediatra o buscar uno tan pronto como puedas (o encontrar el consultorio de un médico especializado en «medicina familiar»).

Cómo elegir a un pediatra

Tal vez desees seguir con el pediatra del hospital que ha examinado (y quizá circuncidado) a tu bebé. Pero muchos planes de seguros médicos permiten elegir al pediatra y quizá prefieras buscar otro. ¿Cómo puedes encontrar y elegir a un pediatra?

Los pediatras al acabar los estudios de medicina han de practicar tres años más para especializarse en pediatría. Durante el primer año de vida del bebé tendrás que visitar al pediatra para que le haga revisiones y le vacune a las dos semanas y a los dos, cuatro, seis y nueve meses de edad.

Ten en cuenta que en algunos consultorios también hay enfermeras pediátricas, un título similar al de las enfermeras comadrona, las cuales aunque no sean doctoras han recibido una formación especial y avanzada. Suelen ocuparse de las visitas rutinarias, del cuidado médico preventivo para que los bebés estén sanos y de responder a las preguntas de los padres. Sus servicios son normalmente menos caros que los de un pediatra, y al concertar una hora de visita no tienen la agenda tan ocupada.

AL BUSCAR A UN PEDIATRA no descartes el llegar a conocer uno porque alguien te hable de él, lo cual es una buena señal. Las amigas o las vecinas puede que mantengan una relación de confianza con el médico de sus hijos.

Asegúrate, sin embargo, de que la razón por la que ese pediatra les gusta coincida con los rasgos que para ti son importantes. Por ejemplo, si te sientes intimidada por un pediatra arrogante cuanto le planteas preguntas inocentes, es mejor buscar otro que sea más práctico. Si en tu familia hay algún antecedente de una determinada afección, como pueden ser las alergias, busca un médico especializado en este campo.

Ley de Zahn de las enfermedades: Los bebés sólo enferman de las 5 de la madrugada a las 8 de la mañana o los fines de semana. Es muy importante poder contactar con el pediatra que hayas elegido en horas que no sean de visita o como mínimo que haya una enfermera que atienda las llamadas. Pregunta quién se ocuparía de tu bebé en caso de que el pediatra no estuviera disponible y a qué hospital o clínica de urgencias está afiliado. ¿Puedes llamar a su consulta y concertar una visita fácilmente? ¿Responde a tus preguntas?

No pases por alto que «sepa atraerse la simpatía del bebé». A un adulto quizá no le importe que el médico sea serio o de movimientos rápi-

Qué tener en cuenta al buscar a un pediatra

¿Puedes llamar a su consulta y concertar una visita fácilmente? ¿Responde a tus preguntas?

dos, pero un bebé o un niño pequeño, si pudiera escoger, preferiría un pediatra dulce y agradable.

La Academia Americana de Pediatría sugiere lo siguiente:

«Pregunte al pediatra qué formación médica tiene... y averigüe además cuál es su práctica y filosofía en cuanto al cuidado médico planteándole preguntas como: "¿Está de acuerdo con temas tan importantes como la medicina preventiva, el trato médico, etc.?".

»Pregunte en qué grupo de edades se encuentran sus pacientes infantiles y si hay cualquier medida especial, como salas de espera o un horario de consulta diferente, para niños de distintas edades.

»Cuando vaya a ver al pediatra por primera vez para que examine a su hijo, observe su consulta. ¿Su decoración es agradable para los niños? El personal de la consulta ¿recibe a los pacientes llamándolos por su nombre? ¿Se siente a gusto con el pediatra y con el personal?

»¿Cómo le responde a las preguntas que usted le formula? Las respuestas han de ser respetuosas y tranquilizadoras, y no condescendientes. ¿Escucha el pediatra sus preguntas y le da una respuesta que tenga que ver con ellas?

»Examine el horario de visitas. Averigüe qué pediatra hay de guardia por la noche y los fines de semana y cómo se ocupan de las urgencias.

»¿Realiza el pediatra revisiones rutinarias?

»Vuelva a leer su seguro médico para ver qué servicios cubre, como revisiones regulares, visitas domiciliarias y vacunas. Averigüe el hospital al que está afiliado el pediatra.

Las respuestas han de ser respetuosas y tranquilizadoras, y no condescendientes

»Si el pediatra trabaja en la consulta con un grupo de médicos, ¿hay en él algún neurólogo, alergólogo, dermatólogo, etc.? Dígale que desearía conocerlos porque su hijo quizá tenga que verlos en el caso de que él no estuviera disponible.»

La primera revisión

EL CONTROL REALIZADO a la primera o segunda semana de haber nacido el bebé incluye una revisión médica. Algunos médicos están empezando a vacunar a los bebés de dos semanas contra la hepatitis, pero normalmente las vacunas se suelen dar al cabo de otras seis semanas. (Los padres sois los que decidís cuándo queréis que se las pongan o si lo deseáis, y quizá prefiráis leer sobre este tema y sus consecuencias.)

Esta primera visita te da la oportunidad de asegurarte de que está ganando suficiente peso, de comprobar sus reflejos y su desarrollo, y de responder a tus preguntas. (Aunque parezca estúpido, antes de ir escribe una lista con las preguntas o te olvidarás de alguna.)

Los animales domésticos

«Bienvenido a la familia, chiquilín... ¿o no es así?»

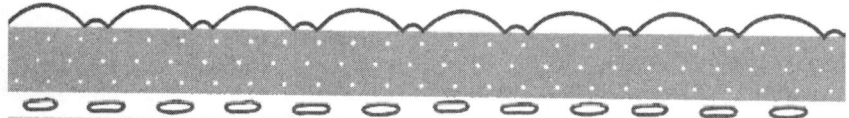

El perro o el gato «mimado» de la familia se pondrá celoso a partir del momento en que entres a casa con tu hijo en brazos. Los perros y los gatos son animales territoriales. Asegúrate de darle toda la atención extra que puedas durantes la primera semana, ya que se sentirá amenazado por la llegada de un «hermanito» más joven y exigente.

Presentar al bebé

ALGUNOS EXPERTOS sugieren que el papá lleve a casa del hospital una mantita o pieza de ropa que el bebé haya usado y se la deje oler al perro o al gato *antes* de que el bebé llegue al hogar.

También sugieren que la mamá (la persona a la que la mascota más echará en falta porque lo más seguro es que esté ocupada la mayor parte del tiempo cuidando a su hijo) entre primero a casa sin el bebé y salude al perro con cariño. Y luego que el papá (al cual el perro normalmente considera «el jefe de la manada») entre con el bebé en brazos y se agache para que el perro pueda olfatear al recién llegado (la mamá tendrá que sujetarlo como es natural si es muy lametón o demasiado cariñoso, y sobre todo si es un perro agresivo). Es importante elogiar de inmediato a un buen perro que sólo olisquea suavemente al bebé. Si ves que sigue reaccionando bien, deja al bebé en el suelo de vez en cuando vi-

Elogia de inmediato a un buen perro que sólo olisquea suavemente

gilándolo siempre, para que pueda olerlo por completo.

En el caso de los gatos algunos expertos sugieren darle de comer al llegar a casa con el bebé. La teoría es que el gato asociará las buenas vibraciones con el bebé. Deja también que lo olisquee cuando tu hijo esté relajado o dormido, y no cuando esté llorando o agitado. Un bebé relajado puede calmar a un gato.

Durante un par de meses, como mínimo, no dejes que el perro o el gato entren libremente a la habitación del bebé y no dejes nunca un animal doméstico solo con un recién nacido (aunque muchos perros se muestren protectores y deseen dormir en la habitación del pequeño), ya que al ser algo nuevo para él, puede reaccionar de una manera imprevisible.

No dejes nunca un animal doméstico solo con un recién nacido

Quizá no sea más que un cruel mito, dicen algunas personas amantes de los gatos, pero lo cierto es que circulan historias de gatos que al acurrucarse junto a un bebé mientras éste dormía acabaron asfixiándolo, ya que el niño era demasiado pequeño para darse la vuelta o apartarlo. Es mejor prevenir que curar: protege el moisés o la cuna con una red tensada o con un biombo para que el gato no pueda encaramarse a la cuna, en el caso de que se colara en la habitación o en el lugar donde está el bebé.

Castrar a un gato varias semanas antes de la llegada del bebé puede disminuir su conducta agresiva y evitar que rocíe con orina los objetos del pequeño.

Reduce al mínimo los riesgos

Los animales domésticos que nunca han estado con bebés o niños es mejor que empiecen a conocer alguno antes de que tu hijo nazca. Si tienes alguna amiga con bebés (o hijos de más edad), pregúntale si puedes hacerle una breve visita con tu perro *Bobi* o si *Napoleón*, tu gato, puede jugar con su hijo cuando ella venga a casa. Si en el vecindario hay niños, prueba si puedes hacer que tu mascota los conozca. Si tienes la opción de dejar a tu mascota en la casa de alguna familia mientras os vais de vacaciones, elige una en la que haya niños. Algunos nuevos padres prefieren que *Bobi* olisquee o conozca al bebé con un bozal para no correr ningún riesgo.

Sobre todo si tienes un perro, acostúmbrate a dejarle participar en los juegos o a prestarle atención mientras tu hijo esté despierto en la habitación y a ignorarlo cuando el niño duerma para que asocie los buenos momentos con un bebé despierto en vez de pensar: «Como sólo me presta atención cuando el bebé duerme, quiero que duerma para siempre».

Si después de todo sospechas que *Bobi* o *Napoleón* no será nunca bueno con tu hijo (¿quizá haya mordido o arañado a otros niños?), planea alojarlo en otro lugar separado o, aunque sea triste tener que hacerlo, plantéate encontrarle un nuevo hogar o pedir al veterinario que le practique la eutanasia. La realidad es que no puedes correr el riesgo de que haga daño a tu bebé y punto.

Si no has enseñado a tu mascota a obedecer, el momento para empezar es antes del nacimiento de tu hijo. Muchos perros desobedientes han acabado atados en el patio trasero —o enviados a la perrera o sacrificados con una inyección— por tirar al bebé al suelo o causarle otras lesiones, no por maldad sino porque sus propietarios no se preocuparon nunca de disciplinarlos.

Si estás pensando adquirir una nueva mascota, espera un poco. Los cachorros y los gatitos también son bebés y merecen recibir los cuidados propios de una cría. No adquieras la responsabilidad de tener que cuidar de dos bebés a la vez, uno humano y otro canino o felino.

Si estás pensando adquirir una nueva mascota, espera un poco

Algunos expertos creen que el mejor momento para mostrar a tu hijo a un perro o un gato es cuando el animal tiene de un año y medio a cuatro, porque a esa edad ya están más tranquilos y han dejado de ser crías, y además aún no son lo suficientemente viejos como para tener unos hábitos muy arraigados.

Recuerda que los animales domésticos tienen su propia manera de ser y que no se puede predecir cómo van a reaccionar en cualquier circunstancia. Si a tu mascota le cuesta adaptarse a la nueva situación, pide consejo al veterinario o a un especialista en la conducta de las mascotas.

Alergias

Los bebés pueden ser alérgicos a la caspa o a la saliva de los perros o de los gatos domésticos, o a ambas cosas. Sus reacciones son desde aparecerles una erupción en la zona donde el perro les ha lamido, hasta no poder respirar (¡llama al 061!). Vigila atentamente a tu hijo cuando entres con él a casa. No dejes que el perro le lama. Antes de abandonar el hospital, di al pediatra que tienes un perro y pregúntale qué reacciones alérgicas podría causar en tu hijo.

No dejes que el perro lama al recién nacido

Los gatos también pueden reaccionar físicamente a la llegada de un recién nacido, los que son muy nerviosos a veces tienen problemas dérmicos o de orina y posiblemente necesiten sedantes, esteroides o algún otro tratamiento.

La salud de tu mascota y los insecticidas

PREGUNTA AL VETERINARIO, preferiblemente durante el embarazo, si hay que revisar a tu perro o a tu gato para ver si tiene parásitos. No lleves a tu recién nacido a una casa que haya sido fumigada hace poco. No le pongas a tu mascota un collar contra las pulgas o las garraptas ni le apliques polvos antiparasitarios si hay un recién nacido en casa. Habla con el veterinario sobre estos temas.

El tiempo

«Y con la llegada del bebé ya somos tres»

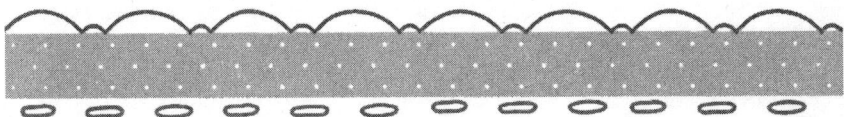

La maternidad o la paternidad conlleva un proceso de adaptación emocional y físico. *(Véanse las secciones «Cuando la mamá es la que llora» y «Cuando el papá es el que llora».)* Y aunque papá no se sienta diferente físicamente, puede necesitar un cierto tiempo para «recuperarse» y adaptarse a su nuevo papel.

Los nuevos padres suelen comentar que con la llegada de su hijo sienten que tienen más responsabilidades. Algunos se sienten atrapados en un trabajo o una profesión porque ahora la familia tiene más gastos. Otros se sienten culpables al no poder trabajar tantas horas como antes o creen que no pueden permitírselo.

La falta de tiempo

PERO A TODOS los nuevos padres les falta tiempo. Cuando alguien llora porque tiene hambre y quiere que lo sostengan y cambien ya no queda tiempo para tomar la ducha matinal (o la de la tarde o de la noche...). Si antes os dedicábais los domingos por la mañana a leer el periódico juntos, ahora quizá uno de vosotros tenga que levantarse de madrugada para alimentar, cambiar y acunar a vuestro hijo mientras el otro prepara las tostadas, lava los platos y realiza otras seductoras tareas domésticas mientras lleváis pijamas que tienen una semana «más» de antigüedad que vuestro hijo.

Es difícil decir en qué se va el tiempo, pero es así. Cuando alimentas a tu hijo casi resulta imposible hacer cualquier otra cosa (en realidad la naturaleza así lo ha diseñado, porque es un momento importante de interacción). ¿Qué haces durante el tiempo en que no alimentas a tu hijo?

¿Qué pudiste hacer mientras el bebé hacía la siesta? ¡Tienes suerte si algunos días te queda tiempo para lavarte los dientes! A veces las nuevas mamás tienden a contraer infecciones en la vejiga porque no van al lavabo lo suficiente (aunque no sea por su culpa).

¡Tienes suerte si algunos días te queda tiempo para lavarte los dientes!

Consejos

- Recuerda que esta situación es temporal.
- Cancela la suscripción diaria al periódico por un tiempo.
- Aprende a hacer cosas con una sola mano y a agacharte o ambas cosas, para: regar las plantas, meter los platos sucios en la pileta de la cocina y sacarlos. Seleccionar el correo y echar a la basura las cartas que no quieras conservar. Apañártelas para ir al lavabo con tu bebé en brazos.
- No tengas ninguna expectativa. Acepta que lo único que podrás hacer es cuidar de tu bebé y nada más. Y cuando te quede tiempo para abrir las cortinas te parecerá un milagro. (Este consejo te lo doy a propósito por si no te habías dado cuenta. ¡Es importante!)

Acepta que lo único que podrás hacer es cuidar de tu bebé

Otros cambios

QUIZÁ ADVIERTAS otros cambios. La maternidad te resultará agradable, molesta, inquietante, responsabilizante, irritante o todo lo anterior en distintos momentos. Y tu pareja quizá «experimente» la paternidad de una forma totalmente distinta. Probablemente también te preguntarás cuándo volveréis a tener tiempo para estar juntos, y cuando lo hagáis, si podréis hablar de cualquier otra cosa que no sea de vuestro hijo.

> Y tu pareja quizá «experimente» la paternidad de una forma totalmente distinta

Los nuevos padres pueden echar en falta —o incluso perder— a viejos amigos al no tener tiempo para relacionarse con ellos como hacían antes. Descubrir que los tres días a la semana que podían ir al gimnasio o hacer algún hobby o actividad, se han ido al garete. O si un miembro de la pareja sigue con su actividad habitual y el otro se sacrifica, el que cuida al bebé puede sentirse enojado y celoso, y el primero se perderá para siempre aquellos momentos especiales de la vida de su hijo. Los padres que desempeñaban una profesión en la que solían llevar una gran actividad y viajar, quizá se sientan encerrados o aburridos por haber de quedarse en casa.

Hay además un fenómeno llamado «La sacudida de la maternidad» que básicamente significa que al nacer el primer hijo muchos matrimonios sufren. La vida sexual puede tardar en reanudarse o no ser ya la misma para un miembro de la pareja o para ambos. El nuevo papel como madre quizá le robe el papel de esposa dedicada. Son muy pocas las parejas que dedican la misma cantidad de tiempo a ocuparse del bebé o que piensan del mismo modo con relación a su cuidado, y en general se producen discusiones y tensiones. Tener un hijo no es ninguna broma.

También se dice que con la llegada de un bebé se agrava cualquier problema que la pareja tuviera. Sea porque vuestra forma de criarlo es distinta, porque no podéis comunicaros en absoluto, o porque estáis simplemente cansados y malhumora-

> **No esperes reflejar siempre la imagen perfecta de una pareja sonriendo orgullosa junto a su modélico bebé**

dos, no esperes reflejar siempre la imagen perfecta de una pareja sonriendo orgullosa junto a su modélico bebé. (En realidad, si a esa imagen de pareja perfecta le haces algunos retoques y te la imaginas con la esposa sin maquillar, con el marido sin afeitar, con los dos con el pelo sucio y con bolsas bajo los ojos, y al bebé con la boca de par en par llorando a grito pelado, tendrás una imagen más «realista».) No obstante, si los problemas que tenéis en vuestra relación son serios, quizá ahora que sois padres busquéis la ayuda que necesitáis.

Y después de haber leído todo esto, ¿a qué conclusión llega uno? No hay ninguna madre ni ningún padre que después de haber leído esta información decida que nunca va a tener un hijo. Pero creo de todo corazón que a pesar de los cambios que el nacimiento de un hijo produce, es asombroso ver lo que llegan a madurar muchos padres y cuánto llegan a amar a su pequeño. Son muy pocos los que desearían no haberlo tenido nunca para recuperar la vida que llevaban «antes».

> **La etapa más dura es el primer mes de vida de tu primer hijo**

La etapa más dura es el primer mes de vida de tu primer hijo. Pero cuando ya tenga cuatro o cinco meses, se te caerá la baba con él. Y quizá te sientas más a gusto dejándolo de vez en cuando con una canguro para poder salir con tu pareja o aprovechar cuando esté en la guardería para poder almorzar los dos juntos.

Vuestra vida nunca será como «antes», pero la nueva vida que tenéis con vuestro hijo se convertirá en lo normal. Y con el paso del tiempo reanudaréis aquellas actividades importantes que solíais hacer. Si os esforzáis, lo acabaréis consiguiendo tarde o temprano.

Las visitas

o «He venido para ayudar»

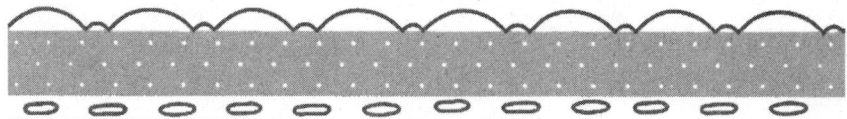

A la mayoría de los padres primerizos les dolería que nadie estuviera interesado en ir a ver a su hijo recién nacido. Y la mayor parte de la gente desea hacerlo de veras.

Pero llegar a casa después de haber salido del hospital cansada, excitada y ansiosa por la llegada de tu bebé puede ser agotador.

En primer lugar olvídate de ocuparte de la casa o de las tareas domésticas por una temporada o busca con antelación alguna ayuda, contratando a alguien o de alguna otra forma. (Una casa desordenada y sin refrescos sirve incluso para ahuyentar a las visitas prolongadas.)

En segundo lugar, no tienes por qué atender al teléfono ni a las visitas.

- Limita el tiempo de las visitas porque estarás agotada (y probablemente el papá, a pesar de no haber pasado por el esfuerzo del parto, seguramente no habrá podido dormir en toda la noche esperando el nacimiento de su hijo y también estará muy cansado). Si quieres cuelga en la puerta un cartelito que diga: «Por favor, las visitas sólo pueden durar 15 minutos por ahora». Lleva puesto un albornoz y debajo el pijama para que capten bien el mensaje.
- Cuando vayas a echar una siesta o aunque no lo hagas, pon un cartelito en la puerta que diga: «La mamá y el bebé estarán dur-

Obtén el descanso que necesitas

miendo hasta las... en punto». Hasta esa hora, no contestes si alguien llama a la puerta.
- Desconecta el teléfono.
- Deja un mensaje en el contestador explicando la buena nueva, desactiva el timbre del teléfono y deja que el contestador se encargue de grabar los mensajes para que tú puedas devolver las llamadas cuando lo desees.
- Di a las visitas que lo sientes pero que tienes que aprovechar el momento en que el bebé duerme para ir a dormir tú también un poco y despídete de ellas, aunque les tengas que acompañar hasta la puerta para lograr que se vayan.
- No ofrezcas refrescos ni te disculpes por ello. Sugiere en su lugar a las visitas que deseen venir a la hora de comer, que si les va bien traigan de paso algún plato caliente, comida rápida o un pollo a l'ast. Y más tarde, que «si de veras desean echarte una mano» te iría muy bien que lavaran los platos antes de irse.
- Si cualquier persona y el hermano de esa persona, incluyendo al niño que siempre está jugando en la calle con la nariz llena de mocos, quieren sostener y besar a tu bebé, diles: «Quizá puedas sostenerlo y abrazarlo de aquí a algunas semanas. Como se quedará mucho tiempo con nosotros, apreciará más tus besos cuando tenga más edad».

«He venido para ayudar»

LAS ABUELAS, los abuelos, las tías, los tíos, los primos, etc., quizá deseen venir «para ayudar» cuando regreses a casa después de salir del hospital. Si la mamá, el papá y el «ayudante» se llevan bien, y si el papá tiene un permiso por paternidad limitado o el parto ha sido problemático, esta ayuda será invalorable y os vendrá de maravillas.

Pero a menudo el ofrecimiento no resulta demasiado grato y este tipo de visitas en vez de ayudar lo que más bien suelen hacer es perturbar la nueva vida familiar que los tres lleváis ahora.

Es posible que sea la primera vez que uno de vosotros o ambos tengáis que decir sin rodeos a algún familiar bienintencionado lo que realmente preferís. «Apreciamos mucho tu ofrecimiento, pero necesitamos estar solos durante un tiempo para acostumbrarnos a esta nueva situación. Preferiríamos esperar un poco, ya nos ayudarás más adelante.» O «Si realmente quieres ayudarnos tan pronto, te reservaremos una habitación en una pensión de la ciudad y te daremos el número de teléfono de la compañía que alquila coches. Te agradecemos mucho que hayas venido a visitarnos, pero ahora nos gustaría descansar un poco y estar solos por algún tiempo porque estamos agotados».

Si por casualidad alguien se deja caer por vuestra casa, no temáis entregarle la siguiente lista: Sacar a pasear al perro, pasar la aspiradora, hacer la colada, quitar el polvo, preparar la comida, ir al supermercado, lavar los platos, sacar a pasear al bebé con el cochecito mientras su mamá hace la siesta. Después de todo, si la visita ha venido de veras para echarte una mano, no se sentirá ofendida por ello. Sólo asegúrate de que pueda estar con tu hijo un poco, porque la gran atracción no es hacer la colada sino ver al recién nacido.

> *Es posible que sea la primera vez que uno de vosotros o ambos tengáis que decir sin rodeos a algún familiar bienintencionado lo que realmente preferís*

Cuando estás sola

O sientes que lo estás

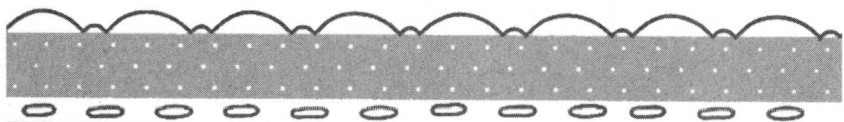

¿Necesitas ayuda? ¿Necesitas consejos? ¿Necesitas hacer alguna pregunta tonta?

Tal vez creas que esta sección no es necesaria, pero si no has estado durmiendo lo suficiente y tu hijo tiene un cólico, es posible que no puedas pensar con demasiada claridad, aunque no sea por culpa tuya.

Primero trataré el problema más serio: si has caído en una profunda depresión y sientes que podrías lastimarte a ti o al bebé, o que deseas abandonarle, llama a la consulta del obstetra enseguida. Dile que es una urgencia, que tienes una profunda depresión posparto y que necesitas ayuda de inmediato.

Si no te responde apoyándote, llama al teléfono de ayuda de la Salud Mental (en España, 922 749 338) y pregunta dónde podrían ayudarte a superar una depresión posparto, o contacta con Depresivos Solidarios (en España, 906 293 304).

Si el problema no es inmediato o grave, en la actualidad muchas clínicas y hospitales importantes ofrecen grupos de ayuda en los casos de depresión posparto.

Apoyo y consejos

LA CONSULTA DEL PEDIATRA es una buena fuente de información. No temas molestarle. Averigua el número de teléfono al que se puede llamar fuera de las horas de consulta.

Quizá desees dejar cerca del teléfono una lista de amigos, parientes o otros familiares a quienes llamar para pedir consejo o información.

Existen algunos grupos increíbles que ofrecen ayuda o información, o ambas cosas, a padres primerizos, pero tendrás que buscar un poco para localizarlos.
- Pide consejo al obstetra y al pediatra.
- Si asististe a clases de preparación para el parto o sobre el cuidado del bebé, llama a la educadora que las impartió.
- Pregunta a la asistenta social de tu zona qué ideas o recursos te sugiere.
- Pregunta a otros padres primerizos si pueden aconsejarte algo.
- Averigua si alguna iglesia de tu barrio promueve este tipo de grupos, si conocen alguno o si están interesados en crear uno.

Información

SI NO ENCUENTRAS algún artículo para tu bebé, no dudes en preguntar dónde puedes adquirirlo. A cientos de madres les ocurre lo mismo.

Para el tema de la ropa, llama a las tiendas especializadas en bebés o al departamento de los grandes almacenes. Si no tienen el artículo que deseas, pide si pueden buscar la dirección o el teléfono del fabricante en cuestión y habla con esa empresa directamente.

Los fabricantes de ropa infantil suelen tener un teléfono del consumidor gratuito que aparece en el artículo o en la caja del mismo. Es útil porque a veces te informan sobre la alimentación del bebé, la colada del pequeño, los pañales, etc., pero recuerda que desearán venderte los productos que fabriquen, ya sea fórmula láctea, detergentes, pañales... Si no tienes el teléfono gratuito del consumidor, llama a información.

Si necesitas saber más sobre algún tema en concreto, llama a la librería del barrio (o acércate a ella) para que te aconsejen el libro más indicado para ello.

La Liga de la Leche
Se describe como «una organización sin ánimo de lucro dedicada a apoyar la lactancia natural por todo el mundo a través de la educación, la ayuda de madre a madre y una red de 8.000 monitoras reconocidas en 46 países.

Si deseas recibir gratis una colección de hojas informativas, manda una postal con tu nombre y dirección a: La Liga de la Leche, Apartado 5044, 48080 Bilbao (España).

Los artículos básicos necesarios

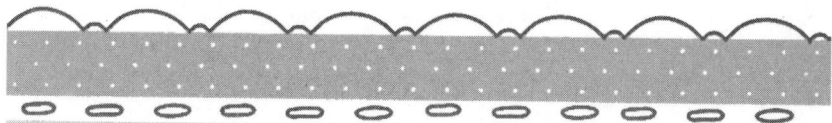

Antes de sacar el tema de la ropita del bebé, voy a hablar sobre la tuya (suponiendo que seas tú la mamá). Aunque no suene demasiado bien, tengo que decírtelo: No te compres nada que no sea lavable, porque al cabo de poco te dará la sensación de que cualquier prenda que no esté manchada con la leche que tu hijo devuelve no es tuya.

Las mamás que están ansiosas por volverse a poner la ropa normal tendrán una decepción porque en general hay que esperar como mínimo un mes y a veces mucho más para poder ponerse la ropa de antes. Ley de Zahn sobre la ropa del período posnatal: Cuando recuperes el peso que tenías antes del embarazo la ropa de tu vestuario tampoco te irá bien porque tu cuerpo se habrá... bueno... digamos que «redistribuido». Pero ¡y qué más da! Ahora tienes este hermoso bebé, ¿no es cierto? Y algún día la ropa que usabas volverá a irte bien.

Los PADRES PRIMERIZOS pueden ir a una tienda especializada o al departamento de recién nacidos de unos grandes almacenes y pedir una lista de «todo lo que tu bebé necesita». La lista posiblemente ocupe una página, pero se habrá publicado con una letra muy pequeña. Si calcularas el coste de todos los artículos que contiene, podrías tener un *shock*. Si llegaras a adquirir toda la lista en aquel preciso momento y lugar, la tienda te nombraría «la mejor clienta del año», aunque otras

Artículos para el bebé

Todo lo que tu hijo necesitará cuando volváis a casa

personas podrían llamarte «la más bobalicona de la década».

Todo lo que tu hijo necesitará cuando volváis a casa después de salir del hospital son pañales y una mantita con capucha (o ropa de invierno). Si andas corta de dinero sustituye la manta por una toalla suave. (El hospital quizá te entregue el bebé con un gorrito, una camisita o calzando calcetines.)

La mayoría de los padres suelen adquirir los artículos básicos de la lista.

Aunque detestes los grandes almacenes, haz un esfuerzo y dedica un poco de tiempo a recorrer el departamento del recién nacido. Además de ropita, probablemente encontrarás en él una colección tan surtida de tetillas, pañales de algodón y chupetes de cinco o seis marcas que incluso te abrumará un poco. Más adelante, sin embargo, cuando acabes descubriendo que por fin has encontrado aquel artículo tan práctico que buscabas, ya no te agobiará tanto. Mientras tanto puedes adquirir un chupete de cada marca para ver cuál prefiere tu hijo (si es que le gusta alguno).

Mira qué chupete prefiere tu hijo (si es que le gusta alguno)

La siguiente información trata sobre la ropa del bebé. En el siguiente capítulo encontrarás una lista con todos los otros artículos que se han recomendado en esta obra.

Algunos detalles sobre la ropa

LA ADQUISICIÓN de la ropita del bebé te revela todo un nuevo mundo, es como haber vivido en un piso moderno sin entender por qué existían aquellas inmensas tiendas de materiales de construcción y quiénes eran los que iban a comprar a ellas hasta que te compraste un piso construido en el año 1923.

Un diccionario define la «canastilla», por ejemplo, como la colección de prendas y de ropa de cama que se adquiere para un recién nacido. Quizá alguna empresa al descubrir que estás embarazada te envíe una lista con los artículos de una «canastilla», o si deseas conseguir una puedes pedirla en las tiendas de los grandes almacenes o en la consulta del pediatra. Pero recuerda que el propósito de esa lista es el de hacer publicidad.

Ten en cuenta que una misma prenda infantil puede llamarse de distinta forma, depende del fabricante. Por ejemplo, las prendas de una sola pieza que se cierran en la entrepierna o en la parte superior de las piernas pueden llamarse: «bodys» «conjuntos», «trajecitos», «peleles», «enteritos»... Observa atentamente la caja para ver si hay un dibujo que te muestre cómo es la prenda.

U*n recién nacido* no tiene idea de lo que lleva puesto. La ropa está diseñada para gustar a los papás y a quienes la compran para regalarla. Sólo es importante: *Recuerda*
- Que el bebé esté bastante abrigado o fresquito.
- Que se haya lavado con detergente para bebés antes de usarla.
- Que no tenga costuras que irriten la piel ni cremalleras que pellizquen.
- Que sea fácil de poner y sacar, y de abrir para cambiar el pañal.

Por supuesto no ha de ser peligrosa (con cor-

dones en el cuello, con botones que se desprendan) ni causar reacciones alérgicas.
- Adquiere sólo prendas que puedan meterse en la lavadora a no ser que seas muy rica o la propietaria de una lavandería. (Tendrás que hacer la colada de tu bebé un día sí y otro no para limpiar las manchas de la leche que devuelve y las filtraciones de los pañales.) Algunos padres prefieren que el tejido sea de algodón puro o de algodón mezclado porque este tipo de material es natural, «transpira» y tiende menos a causar reacciones alérgicas o a irritar la piel.
- Una prenda que se abra en ambas piernas o de fácil abertura resulta muy práctica para cambiar los pañales.
- Cuanto más fácil sea de sacar, mejor. (Como las prendas de algunos fabricantes sólo llevan cierres o cremalleras en una pierna, la otra cuesta de sacar, en especial cuando a tu hijo ya le empieza a quedar pequeña.)
- Adquiere prendas que se abran por delante en lugar de por atrás, así tu hijo te verá la cara mientras lo vistes y no tendrás que darle la vuelta.
- No adquieras prendas con botones, con lacitos o con otros elementos decorativos que cuelguen porque tu hijo podría arrancarlos y tragárselos (incluso un niño de cinco meses tiene una destreza y fuerza increíbles cuando se trata de encontrar y arrancar esos...).
- Evita las prendas con cremalleras que puedan pellizcarle.

- Evita las prendas o trajecitos sin forro decorados con bonitos bordados porque le rasparán o le rozarán la barriguita. Si compras alguno, cose un forro o ponle una camisita a tu hijo.
- Al coger y transportar a un bebé, las camisitas y los leotardos se les suben hacia arriba dejando al descubierto la barriguita y los tobillos. Para no tener que bajarle constantemente la camisita para cubrirle la barriga, compra prendas y camisitas de una pieza (cuando el cordón umbilical se le haya desprendido). Y para no tener que bajarle constantemente los pantalones para taparle los tobillos, compra sólo prendas que cubran también los pies.
- Como a un recién nacido no le gusta que le cubras la cara al ponerle un jersey de cuello ceñido, adquiere prendas cruzadas o con cierres en los hombros, aunque aquel jersey de cuello alto sea tan cuco (de todos modos los recién nacidos no tienen cuello, ¡sólo pliegues que acumulan pelusa!).
- Toda la «ropa de cama» suele ser ignífuga. Si es así, busca un detergente especial que respete las propiedades de este tipo de tejido.
- No saques las etiquetas de la ropa a no ser que le irrite la piel a tu hijo. Te resultarán prácticas para ver la talla y saber cómo se han de lavar, y son importantes si regalas la ropa o la vendes en una tienda de ropa de segunda mano.
- Acepta (¡pide incluso!) las prendas hechas

a mano que alguien te ofrezca si le caen bien al bebé, al menos por ahora.

Tallas LAS TALLAS DE RECIÉN NACIDO (se indican a veces con un «0») sólo le irán bien a tu bebé durante el primer mes o incluso por menos tiempo (están diseñadas para un cuerpecito de unos 4,5 kg). Aunque estas tallas pequeñas sean tan monas, no compres demasiadas, si es que adquieres alguna, porque se le van a quedar pequeñas enseguida, quizá al cabo de un mes o dos. Además si tu hijo pesa 4,5 kg (¡caray!) la ropa de recién nacido quizá ya no le vaya bien.

Un recién nacido puede volver a casa y pasar el primer mes con una prenda de talla «pequeña» o de «6 meses». Si le va grande no pasa nada. Dóblale un poquito las mangas o déjaselas tal cual para que le mantenga las manos calentitas y le impida que se arañe con ellas. Las prendas como el trajecito tipo quimono que no cubren los pies, no les quedarán pequeñas tan rápido como las otras.

Lo que más confunde al comprar una prenda es que los términos de talla «pequeña», «mediana» y «grande» son muy relativos y dependen de la definición de cada fabricante. Es más exacto mirar el peso en la etiqueta. Incluso una talla pequeña puede ir dirigida a un bebé de 6 a 8 kg, de 6 a 7,5 kg, de 5 a 7,5 kg, de 6 a 7 kg y de 6,5 a 8 kg dependiendo de la empresa. Las tallas «medianas» incluyen un peso más amplio de 7,5 a 9,5 kg y de 8,5 a 11,5 kg. (La autora no sabe qué puedes hacer si la ropita de tu hijo es para un niño de 6 a 7 kg o de 8,5 a 11,5 kg y él pesa 7,5 u 8 kg...)

Las tallas a veces también se indican en meses: 0 (recién nacido), 2 o 3 (a veces), 6, 9, 12, 18 y 24. Pero no son exactas. Al principio para encontrar la talla correcta dobla la edad de tu hijo. Un niño de 3 meses, suele llevar una talla de 6 meses u otra mayor. Pero cuando crees tener ya la fórmula, descubres que uno de 12 meses usa la talla de 12 meses de un fabricante en concreto.

Uno de los principales fabricantes soluciona así el problema

- Una talla de 3-6 meses le va bien a un niño de 5-6 kg y de 56-61 cm de altura.
- Una talla de 6-9 meses le va bien a un niño de 6,5-8 kg y de 63-68 cm de altura.
- Una talla de 12 meses le va bien a un niño de 8,5-10,5 kg y de 70-77 cm de altura.
- Una talla de 18 meses le va bien a un niño de 10,5-12 kg y de 79-84 cm de altura.
- Una talla de 24 meses le va bien a un niño de 12-13 kg y de 85-90 cm de altura.

Para que te hagas una idea, a un niño de dos meses de 3,5 kg (casi está en el peso límite de la talla de un recién nacido) que mida 51 o 53 cm, le irá bien una talla de 3-6 meses y a los cuatro meses puede que ya le quede pequeña.

Lista de las compras

Ropa básica, talla de 6 meses o «pequeña»
La cantidad de prendas o de conjuntos que te indico son sólo para empezar. Las filtraciones de los pañales, la leche devuelta y otros problemas te obligarán a cambiarle la ropa seis veces al día. Si ensucia esa cantidad de ropa, habrás de hacer la colada día sí y día no o cada tres días, si no es que acabes haciéndola a diario. Para no tener que lavarla tan a menudo (aunque no querrás dejar la ropa impregnada de caquita o con manchas mucho tiempo), adquiere otros complementos.

Durante las dos semanas que te durará la ropa de la lista, podrás ver cuáles son vuestras prendas preferidas. Por ejemplo, puede que a tu bebé y a ti os encanten los quimonos o que no os gusten en absoluto. Para adquirir todo lo que la lista contiene no es necesario hacer una gran inversión.

Para empezar
- **3-6 camisitas de algodón,** de manga corta o larga, o de ambas clases, que se abran por la parte de delante.

  Según la estación, cómpralas de manga corta o de manga larga. Adquiere las camisitas que se abren por delante porque a un bebé no le gusta que le cubras la cabeza al ponérsela.

  Ponerle una camisita y un pañal sale barato y es una ropa muy cómoda. Protege la delicada piel de un bebé de los broches a presión metálicos de baja calidad que llevan algunos peleles (si tu hijo es alérgico a este metal podría salirle un círculo rojo en la barriguita del tamaño de un botón que parece tiña). Además, una camisita es la prenda ideal para ponerle hasta que el cordón umbilical se haya desprendido, porque puedes doblársela hacia arriba y doblarle al mismo tiempo el pañal hacia abajo dejando descubierta la zona del cordón umbilical para que no se le irrite.

El único problema es que la parte inferior de la camisita suele quedarle pegada debajo de los brazos y hay que vigilar constantemente y bajársela cuando le ocurra para mantenerle la barriga calentita. Pero para los meses siguientes, cuando ya se le haya caído el cordón umbilical, compra unas camisitas de una sola pieza de mayor tamaño que se abren en la entrepierna y se sacan fácilmente. Y en invierno puede seguir llevándola debajo del body.

- **60-100 pañales** de algodón o desechables (ver la descripción de las clases de pañales en la p. 88).

  Ten en cuenta que usarás de 6 a 12 pañales al día, pero algunos bebés llegan a ensuciar hasta 20. Compra de 60 a 100 para los cinco primeros días.

  Si usas pañales de algodón, compra también:
  - **imperdibles, calzoncitos impermeables o cubrepañales.**

  Si usas pañales desechables, compra también:
  - **una docena de pañales de algodón** para usarlos como un paño para protegerte de la leche devuelta, como una compresa, como un disco protector (con un trocito de pañal), o si no más adelante te irán la mar de bien para limpiarte las gafas y lavar las ventanas.
  - **un paquete de imperdibles para pañal.**

- **4-6 peleles**

  Pueden ser de manga corta o de manga larga y cubrir los pies o dejarlos descubiertos, según la estación. Al llevar esta prenda tan cómoda no necesitarás ponerle un pijama por la noche (a esta edad les molesta mucho que los vistas y desvistas). Y como son tan monos, seguramente alguien te regalará alguno. Una vez sepas el tipo de pelele que te gusta, adquiere varios más de la talla «mediana».

Si es posible adquiere los que se abren lo máximo posible en ambas piernas. (Los fabricantes que hacen peleles que se abren parcialmente por una sola pierna, por ejemplo, o por ambas piernas pero rematando la pernera del pantaloncito con unas vueltas, tendrían que recibir 50 latigazos con un pañal lleno de pipí.) Si no se abren lo máximo posible en ambas piernas, cuando logras meterle una, ya ha vuelto a sacar la otra. (Las cremalleras que llevan algunos peleles en las perneras no suelen llegar hasta el final en ambas piernas y a veces pueden pellizcar la delicada piel del bebé o resultarle molestas si duerme boca abajo.)

Durante todo el año, a no ser que la estación sea muy calurosa (en ese caso ponle sólo una camisita y un pañal), vístele con el tipo de peleles que cubren los pies, ya que los de la otra clase necesitan calcetines, y al mover o coger a tu hijo el pantaloncito se le arremanga dejándole al descubierto un trocito de pierna (por alguna razón, los calcetines de los bebés son cortitos).

No compres peleles con bordados porque le rasparán la barriga. Si tienes alguno de este tipo, fórralo con una tela suave o protege a tu hijo con una camisita.

- **2-4 quimonos**

    Este tipo de prenda ancha sin talla (es más bien una bolsa con mangas) no tiene perneras, sólo se ciñe con un cinturón o se abrocha al final con cierres, y es muy práctica para cambiar los pañales. Pero también se sube y queda debajo del brazo, como ocurre con las camisitas. Los modelos más nuevos (llamados a veces «albornoces» porque tienen una capucha para mantener la cabeza del bebé calentita) que llevan delante, en la parte inferior, una cremallera cubierta y la parte de abajo cosida, son ideales porque no se suben, pero no son prácticos a la hora de cambiar los pañales.

- **3-6 pares de calcetines**

    Los «patucos» o zapatos no son necesarios, los calcetines van mejor porque no se caen tanto. Vigila que el elástico del calcetín no le apriete demasiado. Según la estación, abrígale más o menos los pies; en invierno ponle calcetines debajo de los peleles que le cubren también los pies. Consejo: cómpralos todos del mismo color, así si se te pierde alguno, el otro no quedará desparejado y te seguirá sirviendo. Pueden ser de color blanco, ya que como tu hijo aún no sabe andar, no los ensuciará. Adquiere sólo algunos calcetines pequeños y varios de la talla de 9-18 meses, ya que los elásticos de los calcetines de las tallas pequeñas a veces aprietan más a los bebés de piernas rellenitas y les pellizcan la piel.

- 2-3 gorritos de recién nacido

    Ponle en cada estación el más adecuado; adquiere para el verano gorritos que le protejan del sol, y para el invierno gorritos que abriguen (si compras alguno de lana, asegúrate de que lleve un forro de algodón para que no le raspe). Compra al menos dos, porque no te acordarás de dónde has dejado uno de ellos.

Otras piezas básicas

- 4-6 mantitas, 2-3 con capucha

    Hay mantitas de distintos tamaños y materiales, algunas de ellas llevan capucha. Te servirán durante meses e incluso años.

    Las mantitas con capucha van bien para mantener el cuerpo de tu hijo calentito después de lavarle la cabeza y también son prácticas para salir con él a la calle.

    Suelen usarse para envolver de forma ceñida a un bebé que llora, así se calma y se duerme; la teoría es que al estar arropado se siente seguro, como si estuviera en el útero. Puedes «ponerle» la mantita en cualquier momento, salvo cuando le cambies los pañales.

    Cuando el bebé está en la sillita del coche, en el cochecito o en una mecedora, una mantita o dos arrolladas a cada lado de la cabeza o alrededor de ella también sirven para sostenerle el cuello.

    Si acuestas a tu hijo de lado, bloquéale la espalda, el cuello y la cabeza con una mantita arrollada y la barriga, con otra (pero pónsela lejos de la cara).

Una mantita más vieja o menos bonita también te servirá, si la cortas, como un cambiador de viaje o como un paño para protegerte de la leche que devuelva o mientras lo sostienes o le alimentas.

A medida que tu bebé vaya creciendo, usa las mantitas rectangulares de franela para proteger la cuna, metiendo bien los extremos debajo del colchón, porque como le estarán saliendo los dientes, babeará mientras duerme, y este tipo de mantas se cambian con gran facilidad y rapidez. Necesitarás tres o cuatro al día, porque tu hijo echará varias siestas, aparte de dormir por la noche.

- 0-2 baberos

    Como un recién nacido no toma alimentos sólidos, no se le caerán por la barbilla, pero la leche del biberón sí se deslizará a veces por ella, y también se manchará las mejillas y cualquier otra cosa al regurgitar. Mientras se alimenta puedes atarle un babero, pero la mayoría de los padres prefieren ponerle un pañal de algodón o un trapo limpio debajo de la barbilla y también lo usan sobre el hombro para protegerse cuando eructa.

- **Mitones, trajes de invierno y otras prendas de abrigo** para los bebés que nazcan en otoño, en invierno o en primavera, dependiendo de la ubicación geográfica del lugar. Un «saco para bebé» con perneras pero sin mangas es perfecto y resulta muy práctico para el invierno (las perneras de la prenda permiten llevarlo en la sillita del coche, pero como el bebé no puede hacer nada con los bracitos, es mejor metérselos también dentro del saco).

- **Bolsa para pañales,** una vieja bolsa de mano, una bolsa de deporte o cualquier otro recipiente en el que uno pueda guardar una infinidad de cosas. (Consultar las secciones «Pañales/Bolsa para pañales para ver qué has de llevar en ella. La necesitarás cuando vayáis a alguna parte.)

- **Cómoda,** estanterías o algún otro mueble para guardar su ropa.

- **Intercomunicador**

Este aparatito permite a los padres oír si el bebé se ha despertado desde cualquier parte de la casa o del jardín. Compra uno con dos canales para reducir la posibilidad de oír con él al bebé del vecino. Algunos funcionan también como un interfono que incorpora un sistema de comunicación de dos vías para que uno de los padres pueda hablar a través del monitor. Este sistema resulta muy práctico cuando uno de los padres está en la habitación del bebé y necesita ayuda o algo para el pequeño y el otro está en alguna otra parte de la casa desde donde no puede oírle.

- **Sillita de seguridad** diseñada y homologada para bebés (véanse pp. 130-132). Es la normativa.

- **Detector de humos para la habitación del bebé.**

Artículos opcionales o para adquirir más adelante

- **1-2 jerseys o chaquetitas**

    Según la estación tendrán que abrigar más o menos. En vez de esta prenda también puedes usar una mantita.

- **Lámpara, lámpara antimiedo, lamparilla o luz con dimmer**

    Así los padres no han de encender la luz de la habitación cada vez que entren a comprobar si su hijo está durmiendo. A un bebé no le da miedo la oscuridad y al encender la luz probablemente no se despierte, pero puede irritar a los somnolientos padres. De ese modo no necesitarás alimentarle por la noche a oscuras para que no se despierte en medio de la noche con deseos de jugar.

- **2-4 toallitas**

    Van mejor para lavar las pequeñas partes del cuerpecito de un bebé que las de tamaño normal y además duran meses o años.

Lista completa de los artículos mencionados en este libro

(Además de los que se acaban de indicar)

Artículos básicos recomendados antes de llevar el bebé a casa:

- **Un moisés, una cuna, una cesta acolchada de la colada o un cajón acolchado** para dormir (p. 20).
- **Un cambiador de viaje lavable** o usa en su lugar un pañal limpio o una mantita (pp. 76, 83).
- **Una mesa para cambiar los pañales** (p. 76).
- **Alcohol etílico** para limpiarle el cordón umbilical (pp. 101, 106, 129).
- **Bolitas de algodón esterilizadas** para limpiarle los ojos y el culito, **bastoncillos** para limpiarle el cordón umbilical (pp. 77, 101, 105, 129).
- **Vaselina** o la pomada recetada en el caso de que el bebé esté circuncidado (pp. 80, 103, 106, 129).
- **Detergente especial** para lavar las prendas, la ropa de cama y las mantitas del bebé y todos los tejidos con los que está en contacto (p. 115).
- **2-4 chupetes** de silicona o vinilo, fisiológicos o para recién nacido, con agujeros de ventilación en el disco protector, de distintas formas para que pueda escoger la que prefiera, si es que decides usarlos (pp. 45, 124).
- **Una almohadita especial para sujetarle el cuello** mientras está en el columpio-cuna, en la mecedora, en el cochecito o en la sillita de seguridad, o también puedes usar en su lugar una toallita o una mantita arrollada (pp. 35, 94, 124).

Para lavar los pañales de algodón:
- **Una cubeta** (p. 78).
- **Lejía** (p. 117).
- **Guantes de plástico** para enjuagar los pañales (p. 78).

Para los pañales desechables
- **Un contenedor** forrado con una bolsa de plástico, es mejor si se abre mediante un pedal (pp. 78, 83).

Antes de llevar el bebé a casa o poco después de hacerlo es práctico tener:
- **Una mecedora** para alimentarlo, tranquilizarlo y decirle cositas (p. 24).
- **Una tumbona** con un marco de metal para holgazanear, dormitar (p. 24).
- **Una mochila porta-bebés frontal o un canguro** para transportar a un recién nacido, permite a los padres tener las manos libros (p. 29).
- **Una mecedora** en forma de cunita o de sillita que funcione con cuerda o eléctrica, preferiblemente con un temporizador de 15 minutos y una almohadita para sostenerle el cuello, sólo para usar cuando el bebé esté muy nervioso (pp. 34, 94).
- **Un cochecito** que pueda reclinarse por completo hasta quedar horizontal, no compres un cochecito-silla para un recién nacido (p. 125).
- **Una aspiradora** para tranquilizar con el ruido, y no con la succión, al bebé cuando llore (p. 33).
- **Jabón o champú suave infantil** (pp. 100, 109, 130).
- **Tijeras de puntas redondeadas** (pp. 100, 130).
- **Peine y cepillo infantil** (pp. 130).
- **Aspirador nasal** para succionar la nariz y la boca (pp. 100, 130).
- **Bañera infantil o bañera normal**, una esponja del tamaño del bebé o una toalla grande para colocar en el fondo de la pileta o de la bañera si el pequeño ya puede lavarse en ella al habérsele

desprendido el cordón umbilical o al habérsele curado la heridita de la circuncisión (p. 108).
- **Termómetro digital** para medir la temperatura rectal y axilar (p. 119).
- **Vaselina** para tomar la temperatura rectal (p. 121).
- **Hamamélide de Virginia** para calmar las molestias de la episiotomía y de las hemorroides (p. 135).
- **Compresas** para el flujo de los loquios (cortadas se pueden usar como discos protectores) (p. 136-137).
- **Sostén con una buena sujeción** para las mamás que no amamanten a sus hijos y que tengan los pechos doloridos al subirles la leche (p. 139).

Artículos opcionales o para adquirir más adelante

- **Cuna** y quizá también almohadillas de choque, sabanitas y protector de colchón (pp. 20, 21, 126).
- **Libros o vídeos sobre cómo dar un masaje a un bebé** (pp. 34, 99).
- **Bolsa de agua caliente** para tranquilizar al bebé (p. 35).
- **Columpio-cuna** para tranquilizar a un bebé con un cólico (opcional, p. 40).
- **Ventilador o acondicionador de aire ruidosos** (p. 33).
- **Música relajante** o **una radio** en la habitación del bebé para entretenerlo o calmarlo (p. 32).
- **Bicarbonato de soda** para verter en el agua de la bañera a fin de calmar la erupción del pañal o la erupción debida al calor del bebé (pp. 112) y para limpiar las manchas de la leche devuelta (p. 74).
- **Móviles o dibujos en blanco y negro** (p. 96).
- **Gimnasio para bebés** con muñequitos y espejitos que cuelgan (p. 95).
- **Juguetes como sonajeros, anillas o figuritas de plástico de personas o animales** (p. 95).
- **Mosquitera** (p. 114).
- **Humidificador o vaporizador para la habitación** (p. 123).

Artículos para amamantarle

Artículos básicos recomendados antes de llevar el bebé a casa:
- **Discos protectores** (puedes comprarlos o hacértelos tú misma con un trozo de tela, de pañal o de pañuelo de algodón que esté limpio o con un trozo de compresa (p. 60).
- **Varios biberones** (p. 61).
- **Una lata de fórmula láctea** para un caso de emergencia (p. 61).
- **Un buen libro sobre la lactancia natural** (p. 62).

Es práctico tener antes de llevar el bebé a casa o poco después de hacerlo:
- **Un recipiente para conservar** la leche materna en la nevera (p. 58).
- **1-3 sujetadores de lactancia** (p. 60).

Artículos opcionales o para adquirir más tarde:
- **Extractor de leche** eléctrico, a pilas o manual [Nota: algunas madres consideran este artículo imprescindible] (p. 61).
- **Vestidos, camisas, camisones o pijamas de lactancia** (p. 62).

Artículos para el biberón

Artículos básicos recomendados antes de llevar el bebé a casa:
- **6-10 biberones** de 125 ml o 260 ml de vidrio o plástico, o equipados con bolsas desechables, o un «set inicial» de amamantamiento (pp. 65, 71).
- **2-4 tetillas de repuesto,** preferentemente de silicona o vinilo que sean anatómicas o para «recién nacido» (p. 71).
- **Varias latas de fórmula láctea** en polvo (p. 62).
- **Un recipiente** para mezclar y conservar la fórmula láctea en la nevera (pp. 65, 68).
- **Una escobilla para limpiar biberones** (p. 70).

Es práctico tener antes de llevar el bebé a casa
o poco después de hacerlo:
- **Tapas o vasos salvagota** para evitar que el líquido del biberón se derrame (p. 71).

Artículos opcionales o para adquirir más adelante:
- **Latas de fórmula láctea** de la clase que tu bebé prefiera y con la que el pediatra esté de acuerdo (p. 64).
- **Un abrelatas nuevo** sólo para abrir las latas de fórmula láctea (p. 70).
- **Una nevera portátil** para conservar los biberones preparados en el dormitorio que se utilizarán por la noche (p. 68).
- **Un termo** con agua caliente o agua hervida para preparar el biberón por la noche.
- **Un calienta biberones,** aunque a la mayoría de los padres y de los bebés les parece un método demasiado lento (p. 71).
- **Un esterilizador** si insistes en esterilizar los biberones (p. 72).
- **Más biberones del tamaño, forma o decoración** que tu bebé y tu prefiráis (p. 72).
- **Tetinas para zumos** o tetinas para bebés de más edad (p. 72).

Consejos de padres primerizos

Al preguntar a diversos padres primerizos: «Si pudieras aconsejar o decir algo a unos nuevos padres acerca de las primeras semanas de vida de su hijo y sobre su cuidado, ¿qué sería?». Aquí tienes sus respuestas:

«Las primeras semanas son duras. Espera sentirte cansada y abrumada. Si sabes que el principio es duro, no te impresionará tanto cuando lo estés viviendo.»

Mamá primeriza

«Alimenta a los dos, a tu hijo y a ti. Duerme tanto como él, siempre que puedas.»

Papá primerizo

«Las nuevas mamás han de echar cabezaditas. Yo nunca lo hice y siempre estaba cansada. Deja los platos para más tarde.»

Mamá primeriza

«Los dos primeros meses son los peores. ¡Después ya te irá mejor!»

Mamá primeriza

«Alarga la baja por maternidad tanto como puedas. Acabas de crear a una *persona* y necesitas conocerla bien.»

Mamá primeriza

«Aunque sea más fácil decirlo que hacerlo, ¡relájate! Intenta dormir mucho. Sostén en brazos a tu hijo. Háblale, léele cosas. Deja que duerma en tu habitación al menos durante las dos o tres primeras semanas. Creo que los ayuda a estar más tranquilos.»

Mamá primeriza

«Aunque pierdas dinero, intenta tener el máximo de tiempo libre. El dinero ya lo ganarás más adelante, en cambio el tiempo perdido nunca lo recuperarás.»

Papá primerizo

«Es posible que pienses que tu hijo no te gustará hasta que haya pasado un tiempo, pero es asombroso ver que no sólo te gustará sino que lo querrás con locura. Y cuanto más crezca, más lo amarás.»

Mamá primeriza

«Intenta que una madre experimentada se quede en casa durante los primeros días para ayudarte, podría ser una amiga o un familiar.»

Papá primerizo

«Es importante que los tres —la mamá, el papá y el bebé— paséis ratos juntos como una nueva familia. Las visitas os estresarán, decidles que vengan a veros más adelante.»

Mamá primeriza

«Has engendrado a este bebé y lo has estado criando durante nueve meses. Tú eres la que conoces qué es lo mejor para él. Escucha los consejos de los demás, pero confía en tu intuición, es la que te dirá lo que has de hacer.»

Mamá primeriza

«Prepárate para recibir un impacto. Ser madre o padre es algo maravilloso, pero también conlleva grandes cambios.»

Mamá primeriza

«No esperes sentirte feliz el primer mes. Tendrás que aprender un montón de cosas sobre el cuidado de un recién nacido y tu hijo te absorberá mucho. Es duro, pero no es algo horrible: me quedé perpleja al descubrir que a mí me gustaba.»

Mamá primeriza

«No esperes abrocharle a las cuatro de la madrugada los botones del pelele al primer intento.»

Papá primerizo

«Extráete de vez en cuando un poco de leche para que el bebé se vaya acostumbrando al biberón, así el papá te ayudará a alimentarlo y podrás dejar a tu hijo con una canguro en alguna ocasión.»

Mamá primeriza

«No lleves ropa que no sea lavable. No dejes que los amigos o los parientes que llevan ropa que sólo se lava en seco sostengan en brazos a tu bebé, a no ser que estés preparada para pagar la factura de la tintorería.»

Mamá primeriza

«No hagas ningún plan social en especial (pero si te apetece deja que la gente venga a verte a casa). Haz sólo los quehaceres que sean imprescindibles. Concéntrate en el bebé.»

Mamá primeriza

«Túrnate con tu marido para poder salir un poquito o al menos para no tener que cuidar del bebé durante un rato, así podrás relajarte. El detalle más bonito que tuvo mi esposo fue el de ocuparse de nuestro hijo durante una hora y media al volver del trabajo para que yo pudiera darme un baño, salir o estar tranquila un rato en mi habitación.»

Mamá primeriza

«Adquiere los artículos necesarios de antemano, asiste a clases prenatales, compra un libro de algún buen pediatra y tómate unas vacaciones de algo más de dos días.»

Papá primerizo

«Ten sentido del humor. Te lo digo en serio, yo no sé cómo podríamos sobrevivir si no nos riéramos de cosas como el meconio.»

Mamá primeriza

«No intentes hacerlo todo tú sola. El papá también puede ayudar, él también sabe hacer este tipo de cosas.»

Mamá primeriza

«Relájate un poco. Busca otros padres con los que hablar de bebés. Y haz fotos a tu pequeño, ¡montones de fotos!»

Mamá primeriza

«No esperes hacer gran cosa más que cuidar de tu bebé. Es increíble ver lo poco que podrás hacer y también te resultará frustrante. Pero limpiar la casa y preparar las comidas no es importante. Lo esencial es aprender a cuidar bien de tu recién nacido.»

Mamá primeriza

«No te preocupes por cómo sostener a tu bebé. ¡Confía en tu instinto!»

Papá primerizo

«¡Déjate llevar por la corriente! Deja que las otras mamás te ayuden, pero tómate sólo en serio el consejo de tu amiga más íntima o del familiar más cercano. Mantente en tan buena forma como puedas.»

Mamá primeriza

«Antes de dar a luz prepara bien la llegada de tu hijo. Adquiere todo lo necesario para que durante la primera semana puedas dedicarte exclusivamente a cuidar de él. Pide a algún familiar, pariente o amiga íntima que te ayude un poco durante este tiempo.»

Papá primerizo

«No esperaba tener ningún problema al amamantarle. Nadie me contó qué debía hacer, ni que me dolerían los pezones, ni que no era una experiencia maravillosa, fácil y natural desde el primer día. El pediatra fue un cero a la izquierda en ese sentido y no me alentó en absoluto, en cambio otras mamás y amigas íntimas me ayudaron un montón. Tardé mucho más de lo que había imaginado —casi seis semanas— en dar el pecho a mi hijo sin "ningún problema".»

Mamá primeriza

«¡Consigue un termómetro digital!»

Mamá primeriza

«¡No hagas eructar a tu bebé con demasiado entusiasmo!»

Papá primerizo

Los 30 primeros días
Diario de una nueva mamá sobre el primer mes

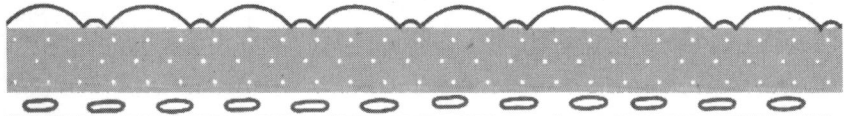

A mi madre no le va a gustar que lo diga (y quizá a otras madres tampoco), pero ahora, al mirar hacia atrás, veo que traer a casa a nuestro hijo del hospital fue como traer a casa a nuestro primer cachorro de la Sociedad Humana.

Vale, había varias diferencias importantes: *Kirby* tenía 12 semanas y Jay, 4 días. *Kirby* tenía cuatro patas y Jay, dos piernas. *Kirby* tenía pelo y Jay, un poco de cabello...

Pero me refiero a que ninguno de los dos sabía qué estaba pasando. Ni nosotros tampoco. Nunca habíamos sido padres de un cachorro ni de un bebé (aunque te recomiendo encarecidamente que empieces primero con un animalito, ya que ocuparse de un ser vivo es un buen preludio para la maternidad, a pesar de lo que mi madre piense).

Kirby anduvo durante semanas con la cola metida entre las patas de lo asustada que estaba. No sabía dónde podía comer, dormir, hacer pipí, etc., y nosotros la estuvimos vigilando constantemente para asegurarnos de que hiciera todas esas cosas en el lugar correcto y en el momento adecuado, algo que fue estresante para ambas partes. Aunque fuera una perrita inteligente, tardó una eternidad, quizá seis meses, en aprender las normas y en sentirse a gusto en casa.

En cambio mi bebé sólo tardó seis semanas en hacerlo y no ensució tanto la alfombra como *Kirby*. No estoy sugiriendo que aprendiera ninguna norma al cabo de este tiempo, pero parecía más consciente, menos fetal y frágil (y al nacer pesaba 3,7 kg).

Al pensar en ello me di cuenta de que para él su nacimiento también había sido un acontecimiento muy importante.

Y al cabo de seis semanas ya me sentía más cómoda con mi bebé, era como si formara parte de la familia, ya no tenía miedo de él ni de su irracionalidad (quizá porque me parecía ya menos irracional e incluso más previsible).

24/8 - sábado
Jay Edward Miller nació sano mediante cesárea a las 11,20 de la mañana después de 16 horas de parto en el hospital. Primeró le oí llorar y después le miré de reojo (sin gafas no veo demasiado bien). Yo tenía los brazos extendidos y sujetos con una correa. Jim se dirigió a la sala maternal con él y luego fue a casa a hacer algunas llamadas. A mí me llevaron a la sala de recuperación y permanecí en ella dos horas, tiempo que pasé despertándome y volviendo a perder la conciencia.

Por la noche, de vuelta a la habitación del hospital, Mary, la enfermera, y otra de ellas me pidieron que me incorporara y caminara un poco. Tenía que enfrentarme a la sonda y al gota a gota que llevaba, una cesárea es una operación importante. Logré llegar hasta el borde de la cama, puse los pies en el suelo y al levantarme sentí como si fuera a echar las entrañas y la cabeza me empezó a rodar. Mary me preguntó si quería ir hasta el cuarto de baño o volver a la cama. «Prefiero volver a la cama», le dije, ¡la operación que me habían practicado no era una nimiedad!

25/8 - domingo
Me han unido la incisión de la cesárea con grapas metálicas.

De tanto vomitar durante el parto me he quedado sin voz.

No puedo creer lo poco que puedo hacer y cuánto me duele la herida de la cesárea.

Robert (mi cuñado) y su novia han venido a verme.

Es la primera vez que veo a alguien preocuparse tanto por los gases. «Cuando no tenga gases, podrá comer alimentos sólidos», me dice la enfermera. Son las 7,30 de la tarde, llamo a la enfermera y le pido que anote los cambios en el gráfico de mis datos clínicos. La comadrona nos recuerda que tendremos que elegir un método anticonceptivo. Una broma cruel.

26/8 - lunes
El médico dice que hoy me administrarán un supositorio y que podré tomar una ducha.

A Jay lo han circuncidado por la mañana, Jim ha estado presente y me ha dicho que no ha sido demasiado terrible. También le han extraído una muestra de sangre del talón para hacerle la prueba de PKU [la fenilcetonuria] y mi hijo se ha echado a llorar y ha devuelto. Jim me ha contado que ha llorado más con esta prueba que al ponerle la inyección antes de circuncidarlo o con la misma circuncisión.

Jim se ha ido de la 1 a las 5 o 5,30 y yo he dormido con Jay descansando sobre mi pecho. Como no podía levantarme de la cama sola le he pedido a la enfermera que me acompañase hasta el cuarto de baño.

Cuando Patrice ha venido a verme Jay ha devuelto sobre ella. Mientras hablaba con Beth me he sentido orgullosa de mi pequeño.

Mi cuñada, que también pasó por un parto largo y una cesárea, me ha llamado para decirme que cuando tienes un parto difícil «¡cualquier hijo de vecina que suba a esta planta puede meterte la mano en la entrepierna porque como ya lo ha hecho tanta gente del hospital ya no viene de uno más!». Le he pasado el teléfono a Jim porque al reírme con la broma de mi cuñada me dolía mucho la barriga.

Hacia las 9 de la noche todavía no me he duchado ni he logrado ir de vientre. La idea de tener que meterme en la ducha me desanima porque no tiene una anilla de la que pueda sujetarme. La leche me ha subido y los pechos me cuelgan del peso. Me lavo con una esponja. A medianoche llevamos a Jay a la sala maternal y me tomo un ablandador fecal.

No tengo ganas de más visitas. Me echo a llorar porque me siento hinchada y dolorida, tengo las tetas congestionadas, aún no me encuentro bien y no puedo volver a casa.

27/8 - martes

Me he levantado a las 7,30 para intentar ir de vientre. «¡Dios mío!», exclamo al descubrir que es tan grande como Jay, y después intento no reírme para que no me duela la barriga (al menos he conseguido evacuar con normalidad).

Hoy tengo muchos gases. Estoy tan hinchada que me cuesta respirar.

Lavo a Jay con la ayuda de Jim. Por primera vez puedo examinar bien su cuerpo y ver a mi hombrecito. Cambio mi primer pañal. No consigo colocárselo entre las piernas y sobre el escroto y me descubro diciendo «¡Ayúdame!».

Hoy es el primer día que puedo levantarme de la cama y acostarme sola. Es un buen día.

Por la noche estoy deprimida porque aún no me siento bien y no estoy cuidando de mi bebé, lo único que puedo hacer es sostenerlo y darle el pecho mientras estoy tendida en la cama. A las 4,30 de la madrugada la enfermera de la noche me examina las constantes vitales mientras estoy sentada en el váter deseando poder eliminar los gases. Me dice que es algo normal y que no me preocupe. Después de una operación importante los pacientes se encuentran mal durante tres o cuatro días y en este tiempo lloran fácilmente y están deprimidos, sea cual sea la operación que les hayan practicado o la causa de la misma. ¿Cómo es que nadie me lo había dicho antes?

28/8 - miércoles

A las 7 de la mañana vamos a la sala maternal para ir a buscar a Jay. Al oír su llanto desde la otra punta del pasillo mi corazón se pone a latir más deprisa y acelero mis patéticos pasos. Al llegar me lo encuentro en una mecedora llorando mientras una enfermera está dando cuerda para ponerla en marcha de nuevo. ¿Por qué estaba en la mecedora si era el único bebé de la sala maternal? ¿Y por qué lo había puesto allí si tan sólo era un recién nacido?

Hoy me siento mejor. Ya he vuelto a casa. Mi hermano, mi cuñada y mis dos sobrinas han venido a verme, pero por suerte no se han quedado mucho rato, porque tanto Jay como la mamá estábamos muy cansados. Le he cambiado el pañal. En algún momento, quizá cuando Jim nos «abandonó» el domingo y nos dejó solos durante cuatro horas, me he enamorado locamente de mi bebé.

29/8 - jueves
Esta tarde después de darle el biberón he empezado a cantarle antiguas y sentimentales canciones de cuando yo iba de colonias. Jay es el auditorio más apreciativo. Me miraba como si fuera Barbara Streisand cantando sus mayores éxitos.

Jim lo ha llevado en brazos por la casa abrigándolo y envolviéndolo con la mantita como si lo hubiera estado haciendo toda la vida. Casi ya me encuentro bien del todo, pero cuando lo sostengo en brazos la herida de la cesárea todavía me duele. Aún no tengo práctica en hacerle eructar. Hoy he cambiado dos pañales y el segundo ya se lo he puesto sin ningún problema. Todavía siento molestias al cogerlo en brazos, en realidad hoy es el primer día que lo he hecho.

Hoy, mientras le daba el biberón, Jay se ha vuelto hacia mi pecho. Ya lo había hecho en otras ocasiones, pero esta vez me ha hecho sentir muy incómoda. (¿Acaso puede oler la leche, por qué lo hará?) Aún tengo los pechos congestionados, pero la leche ya ha dejado de subir. No me siento culpable por ello. Pero me preocupa que lo único que quiera de mí sea el biberón y oír alguna canción de vez en cuando, pero cuando al final se queda dormido mirándome fijamente, me siento más segura. Para poder darle el biberón me pongo una almohada sobre el estómago y lo coloco sobre ella.

Por la noche he tenido que levantarme cada dos o tres horas porque mi cuerpo está eliminando mucho líquido. Me había olvidado de que mi vejiga pudiera retener tanto. Las manos y los dedos casi se han deshinchado del todo, pronto volveré a ponerme la alianza. Pero los tobillos, los pies y las tetas aún están hinchados.

Hoy me he fijado en las pupilas de Jay por primera vez.

Mientras me duchaba me he dado cuenta de que el parto no había sido como yo había imaginado. Me han depilado la zona que yo no quería y ahora tengo vello en la zona que tendría que estar depilada. Cada paso que doy, cada movimiento que hago me cuesta más que si estuviera embarazada durante nueve meses más. Sólo mi dulce y sano pequeño que está durmiendo en la planta de abajo hace que todo esto haya valido la pena.

Mientras le cambiaba el pañal he descubierto que ahora las caquitas son más blandas y cuestan menos de limpiar. «¡Sí, ahora ya no se le pegan al culito, en cambio el meconio costaba mucho de despegar!», me dijo Jim. Parecía alquitrán y en el hospital sólo le habían dado unos diminutos algodoncitos para limpiárselo.

Jay sigue con la muda. Hoy ha hecho mucho calor y como tenía los pliegues de los bracitos y la cara cubierta de sudor, lo he lavado con una toallita húmeda. Ha sido mucho más fácil de hacer que en el hospital.

La anilla de plástico que le habían puesto en el pitito está a punto de caérsele. Voy a guardarla, quizá me sirva para chantajearle en el futuro. (¡Qué pitito más chiquitín tiene! ¿cómo se las habrán apañado los médicos para hacer un buen trabajo en él?)

Jim me ha contado que el paseo con el cochecito alrededor de la manzana parecía fascinarle.

Me sorprende que aguante todas esas camisitas que se le acaban subiendo y quedando debajo de los brazos y la mantita desdoblada, como todavía no tengo práctica en envolverlo bien con ella al cabo de poco ya se ha desplegado.

Después de haberle dado demasiados biberones y de haber él devuelto la leche que le sobraba casi como si fuera un proyectil, ahora estoy intentando, hasta donde mis fuerzas me lo permitan, «entretenerlo» o distraerlo de alguna otra forma (que no sea con un biberón).

Me sorprende ver con cuánta frecuencia voy a su habitación para ver si tiene calor o frío, si ha devuelto, si la manta le está cubriendo la cara o cualquier otra cosa.

30/8 - viernes
A las 3 de la madrugada mientras le cambiaba el pañal se le ha caído la anilla de plástico que le habían puesto en el pene.

Hoy he intentado darle la fórmula láctea en polvo y ha devuelto dos veces encima de mí y una sobre Jim. Ha sido un gran error, como tenía hambre le he preparado un biberón con la fórmula en polvo, pero al agitarla para mezclarla bien, la leche se ha cubierto con una capa de espuma. Y esta tarde ha estado llorando durante dos horas por culpa de los gases.

Como he visto que le estaba saliendo la erupción del pañal en el muslo derecho, le he dejado con el culito al aire para que la piel se le secara después de haber protegido el sofá con un cambiador impermeable. Pero antes de darme tiempo de cubrirle el pene con un pañal, me ha salpicado con su fuentecita a mí y a la mantita y también han caído un par de gotas sobre el sofá.

Hoy ya me encuentro mejor, el cuerpo me duele menos y tengo más movilidad. Me he duchado. Mis pechos han recuperado el tamaño que tenían antes del embarazo y siguen disminuyendo, pero después de haberlos estado arrastrando durante todos esos años me entristece que no hayan servido para lo que habían sido creados.

Cambiarle el pañal después de haberle dado el biberón es una gozada, porque como está medio dormido no protesta demasiado.

Es curioso, ni Jim ni yo echamos de menos nuestro trabajo, ni siquiera pensamos en él, y estamos la mar de contentos de quedarnos en casa cuidando de nuestro hijo.

31/8 - sábado (aunque no parece un día festivo)
A medianoche, mientras le cambiaba el pañal, me ha rociado con su pitito a mí y al pijama que llevaba puesto.

A las 9 de la mañana, al levantarme, Jim me ha contado que a él también le había ocurrido dos veces desde las 3 de la madrugada. Mi hombrecito ha convertido el simple cambio de un pañal en todo un arte.

Jim se ocupa del bebé de las 3 de la madrugada a las 9 de la mañana. Se acuesta a las 9 o a las 10, la noche anterior fue la primera vez que volvimos a dormir juntos desde la operación. Yo también me acuesto a esa hora, pero me sigo despertando a cada gemido y susurro de nuestro hijo. Jim en cambio duerme como un tronco, aunque yo me levante para darle el biberón, él no se despierta, así que no vuelvo a la cama hasta cerca de las 3, la hora en que despierto a Jim. Entonces se lleva al bebé al piso de abajo y ya no se vuelve a acostar (Jim también necesita dormir muy poco).

Jay ya no sigue el horario tan regular que llevaba de estar despierto una o dos horas y de dormir una o tres horas seguidas. Al atardecer y por la noche como ha estado despierto unas cuatro horas le hemos sacado a pasear con el cochecito y le hemos lavado la cabeza, pero ni una cosa ni la otra han ido demasiado bien.

La rutina: se echa a llorar, se toma un tercio o la mitad del biberón, eructa, vuelve a tomarse otro tercio o otra mitad más, eructa de nuevo, a veces se queda dormido sobre mi hombro (le encanta esta posición), se acaba el biberón, le cambio el pañal y le limpio el cordón umbilical, y se me queda mirando cariñosamente o se acurruca contra mi pecho hasta dormirse.

La novedad: se queda despierto, quiere que lo pasees en brazos por la casa, a veces devuelve un poco más de leche o elimina gases, o quiere el chupete o más leche.

Ya he perdido casi 13 kilos de los 14 que aumenté. Mi cintura de 104 cm ahora sólo mide 84. He adelgazado sobre todo por la dieta que sigo (y al haber eliminado hace dos días una gran cantidad de líquido que retenía), ya que los intestinos aún no me funcionan del todo bien y he de tener cuidado con lo que como.

Lisa me ha llamado de Seattle y me ha contado que hace dos años a ella también le ocurrió algo parecido al nacer su hijo por cesárea: «Te advierto que una operación abdominal produce gases intestinales», me dijo demasiado tarde. «Rompí el toallero del cuarto de baño», lo hizo del dolor que sentía. Lo curioso es que las enfermeras sólo te dan ablandadores fecales o supositorios. ¿Es que no han oído hablar nunca del asequible Alka Seltzer o de cualquier otro medicamento similar? A mí lo único que me dieron fue Ginger Ale.

Mi tiempo récord para darle medio biberón de 125 ml, hacerle eructar y cambiarle el pañal ha sido de 40 minutos.

El bebé es nuestro «tesoro». No estoy de acuerdo en que sea un tesoro de alegría, pero siempre «atesora» algo. A veces es pipí o caquita. Nadie me había dicho que un bebé pudiera ser tan dulce y fragante cuando se acurruca contra el hombro o el pecho y se queda dormido.

Me gusta ponerle un quimono porque esta prenda es muy práctica para cambiarle los pañales. Además tiene la ventaja de abrigarle las piernas permitiendo que pueda moverlas y que el aire circule, en cambio las camisitas se le pegan debajo de los bracitos dejándole el pecho descubierto y se le apelotonan en el cuello.

Hoy he tenido que cambiarle la ropita al menos cuatro veces porque ha regurgitado la leche. ¿Habrá algún sistema para no tener que hacerlo?

1/9 - domingo
A Jay le están «saliendo» las cejas.

Ya tenemos las fotos de cuando estuvimos en el hospital. En las de la sala maternal se ve que mi hijo tenía la cabecita un poco torcida, una prueba de que no habría pasado por la pelvis.

Me doy cuenta de que ahora lo manejo con más seguridad, ya no me siento tan incómoda al hacerlo. Por ejemplo, ya sé cómo ponerlo derecho para que eructe sin ningún problema (aunque en parte también es porque ahora puedo levantarlo mejor), y sé que acabará eructando, y cuando lo tiendo para cambiarle el pañal parece que ya se haya acostumbrado más a ello. La verdad es que no poder ir a ninguna parte ni hacer nada durante la primera semana me ha ido la mar de bien, porque así ya tengo práctica en esas pequeñas tareas y me siento más segura.

Hoy, día del Trabajo, lo he llevado a casa de los vecinos para que lo conocieran y hemos comido al aire libre.

Ahora está más tiempo despierto y mientras le doy el biberón a veces se relaciona más conmigo. No lo hemos acostado ni le hemos dado el último cuarto del biberón hasta las 10,30 de la noche, para que se despertara más tarde para la siguiente toma.

¡Hoy no he podido hacer la siesta en todo el día!

3/9 - martes

Ahora me cuesta dormirme. Nos acostamos los tres a las 11,45 y nos levantamos a las 2 de la madrugada, después de la toma Jay y Jim se volvieron a dormir pero yo no logré hacerlo hasta las 4. Y hoy me he levantado a las 10. ¿Cómo nos las vamos a arreglar cuando Jim vuelva a trabajar?

Hemos llevado a Jay a la juguetería de Toys 'R Us por primera vez, pero se ha pasado todo el rato durmiendo.

Vuelvo a tener el síndrome del túnel carpiano (en realidad es la enfermedad de Quervain que sufrí durante el embarazo), en especial cuando mi hijo eructa.

4/9 - miércoles

Creo que los diez primeros días son para que los nuevos papás se acostumbren al pipí, a las caquitas y a las regurgitaciones de su hijo. La noche anterior, después de ver el *show* de Letterman que daban en la tele, Jay devolvió un poco de leche manchándome a mí, una almohada, las dos sábanas de la cama sobre las que estábamos sentados e incluso el protector del colchón. A la hora de almorzar ha vuelto a hacerlo manchando su ropita y mi camisa, y al limpiarlo casi me han dado náuseas por primera vez. Es asombroso ver cómo el contenido de un biberón se convierte en seis litros de leche cuando un dulce bebé transformado en un diablejo la arroja por todos lados en milésimas de segundos.

En cambio cuando le estaba cantando el tema de la serie «Los Bevelry ricos» me hizo reír a carcajadas. Justo cuando le cantaba la estrofa de «A lo lejos, de la tierra se oyó el borboteo del crudo», de su pañal también se oyó el claro y fuerte borboteo del crudo.

A la hora de almorzar hemos ido a la oficina donde Jim trabaja con nuestro hijo. Cuando Jim ha entrado llevándolo dormido en la sillita portátil del coche, las mujeres que estaban reunidas a la mesa comiendo han exclamado «¡ohhhh!» (los tres hombres, en cambio, no han dicho nada). Se han levantado las cuatro enseguida para sostener a mi cielo que estaba dormidito (uno de los hombres no ha querido hacerlo y los otros dos han apartado la vista.) A Jim no le avergüenza mostrar lo orgulloso que está de ser padre.

5/9 - jueves

Jay tiene la carita más ancha y parece mayor, ¡sí, sí!, ya sé que ya no es un recién nacido.

Cuando tiene hambre o cuando le cambio el pañal parece llorar más y con mayor fuerza.

Hoy, cuando los vecinos acababan de darle el biberón y de sostenerlo, ha devuelto un poco de leche delante de ellos.

Los primeros comentarios sexistas que hemos oído han venido de dos personas de mediana edad. Una de ellas, un hombre, ha dicho a Jim que por fin «había tenido al niño que tanto deseaba». En realidad era yo la que deseaba tener un hijo varón y la que creía que así era. El otro lo ha hecho una mujer al comentar que «Jim ahora tendría que aprender a cuidar de un bebé». Pero no podía estar más equivocada, porque Jim era el mayor de diez hermanos y para él cuidar de un bebé es como montar en bicicleta. ¡Soy yo la que estoy aprendiendo a hacerlo!

Hoy he estado sacando la ropa de premamá del armario, no sé qué pensar de ella. Tengo ganas de llevar otro tipo de ropa, pero sé que no podré ponerme nada «bonito» por mucho tiempo porque se estropearía con las manchas de la leche devuelta.

Mientras Jay dormía le he apartado la mantita y he visto que tenía la cabeza cubierta de gotitas de sudor. ¡Oh, me he sentido como una mala madre! ¡Pobrecito, lo había abrigado demasiado!

6/9 - viernes

La revisión de las dos semanas ha ido muy bien. Mientras la pediatra examinaba a Jay, le hemos hecho más preguntas de las que nos imaginábamos. La pediatra nos ha gustado, hemos coincidido en casi todo lo que nos ha dicho y hemos encontrado la mayor parte de la información y los consejos que nos ha dado muy útiles.

7/9 - sábado
Mientras le sugería a Jim que podría usar a principios de octubre algunos de los 52 días de baja por enfermedad de que dispone, me ha contestado con indiferencia que quizá la baja por enfermedad sólo servía si el bebé estaba enfermo...

La abuela Z y la tía Kathy han aparecido por casa a las dos, Jay ya hace más de dos horas que duerme. Cuando no duerme, está comiendo, y después de comer se vuelve a dormir. Les ha encantado que sea una niño tan bueno. Pero por la noche ha devuelto un poco de leche encima de las dos. Como ha estado despierto hasta bien pasadas las nueve, después de la última toma sólo le hemos dado un biberón con agua.

8/9 - domingo
Jay se ha despertado a medianoche para tomar el biberón y después se ha vuelto a dormir hasta las 3, y luego hasta las 6. ¡Caramba, ojalá lo hiciera todas las noches!

La tía Kathy y la abuela volvieron del motel en que se alojaban y estuvieron bobas con él hasta cerca de las 11. Nunca hubiera creído que un nuevo y relativamente inusual (dado que nuestra familia es muy pequeña) miembro de la familia despertara tanto interés.

Hoy he estado deprimida porque Jim va a volver al trabajo y yo aún no me siento bien del todo y por la conversación que mantuvimos sobre la baja por enfermedad, y he estado llorando durante más de 45 minutos. ¿Tendré algo más que «la depre de la maternidad»? ¿Es que no hay ninguna medicina para ello?

Tengo sinovitis carpiana, hemorroides y loquios, estoy cansada, me muevo con lentitud, me duele la herida de la cesárea, aún no puedo coger bien a Jay ni llevarlo en brazos por la casa con facilidad por culpa de la operación y la espalda (a causa del dolor lumbar), y los intestinos todavía no me funcionan bien del todo.

9/9 - lunes
Jay y yo hemos ido a nuestro primera sesión del MELD («Plan educativo de Minnesota para padres primerizos»), una entidad que se de-

dica básicamente a dar apoyo e información a los nuevos padres. He comentado que me da pánico que Jim vuelva al trabajo porque tendré que ocuparme yo sola de nuestro hijo, que no me siento fenomenal ni segura. Una mujer a la que también le habían practicado una cesárea me dijo que a ella le había ocurrido lo mismo. Otra comentó que cuando su marido volvió al trabajo al cabo de dos semanas, se había sentido aterrada, y eso que había tenido un parto natural. «Lo acabas superando —me dijo—, es sólo cuestión de práctica.»

El médico me comentó que mi recuperación iba muy bien. Me señaló que en general practican «una incisión simétrica, como una sonrisa», pero que como Jay pesaba más de tres kilos y medio, tuvieron que cortar uno de los extremos unos centímetros más. (Es curioso, no me había dado cuenta. Debía de estar ocupada en alguna otra cosa, como en cuidar de mi primer hijo y en ponerme bien.)

Jay devuelve menos leche pero llora más. ¿Quizá ahora retiene más gases? Cuando le cambio el pañal se echa a llorar desconsoladamente, no le gusta estar boca arriba. Cuando llora de ese modo la situación me resulta muy difícil, sea o no sea yo la que le cambia los pañales.

11/9 - miércoles

La carita de Jay parece más ancha. El acné de las mejillas ya se le ha ido y los puntitos blancos de alrededor de la nariz también (¿y será así durante 13 años?). A veces parece otro niño. Me da miedo que crezca tan rápido.

Cuando Jim ha vuelto a casa me he llevado a la perra y he cogido el coche para ir a la farmacia y al supermercado, era la primera vez que conducía desde la operación. Ha sido como antes, la única diferencia es que ahora camino más despacio. Pero a las 7, al llegar al aeropuerto para encontrarme con unos amigos que hacían una escala en él y que también acababan de tener a su primer hijo, estaba hecha polvo, era la hora de la siesta. ¡Qué deprimente! creí que ya me había recuperado del todo pero no era así. Llevaba puestas unas zapatillas deportivas que hacía mucho tiempo que no utilizaba ¿quizá cuatro meses? Como no me sujetan los pies tan bien como mis Birkenstocks, las piernas me duelen al andar con ellas.

Al volver a casa me he zampado un sándwich de beicon, lechuga y tomate que Jim me ha preparado. Decidimos que mientras uno diese el biberón a Jay el otro comería. ¿Cuándo volveremos a cenar juntos?

12/9 - jueves
En casa hay una planta de interior que se está marchitando, quería regarla pero he tardado seis horas en lograr hacerlo. No estoy mintiendo. Cada vez que me sentaba con Jay la veía, pero no he podido regarla hasta al cabo ¡de seis horas! Me he duchado a las 3,30 del mediodía, después Jim ha vuelto a casa (por la mañana él tampoco había podido ducharse). Ya no volveré a tener tiempo para depilarme las piernas o cortarme las uñas de los dedos gordos del pie. Jay duerme de 90 minutos a dos horas seguidas cada vez, pero mientras empiezo a cocinar, hago la colada o me dedico a hacer cosas sin importancia como ir al lavabo, el tiempo ya se ha ido. Como se ha puesto a llorar justo cuando empezaba a preparar el almuerzo, no he podido comer hasta las 2,30.

La rutina de cada día es la siguiente: me levanto a las 9,30. Jim se va a trabajar a las 10. El bebé se pone a llorar a las 10,01. Le preparo el biberón, le doy un tercio, le hago eructar, le doy otro tercio, le hago eructar, le cambio el pañal, le hago eructar, lo tranquilizo, se acaba el biberón. A las 11,30 se duerme. A la 1,15 se despierta y vuelvo a hacer lo mismo otra vez. Hacia las 3 vuelve a despertarse. Vuelvo a la misma rutina. Jim regresa a casa a las 3,30. Me quito el pijama y me ducho. Hoy a las 4,30 he salido por primera vez a dar una vuelta a la manzana con mi hijo en el cochecito y de paso he sacado a la perra a pasear. Durante el paseo he mostrado al bebé a los admirados vecinos. Me siento orgullosa de él. Volvemos a casa. Mi hijo se duerme. Hecho una siesta a las 6. Me levanto a las 7,30. Le doy el biberón (véase la rutina descrita más arriba, aunque en esta ocasión la comparto con Jim). Me como vorazmente dos porciones de la pizza que Jim ha preparado, una ensalada de tomate y un trozo de pastel. Jay se duerme a las 9,30. Escribo algunas notas de agradecimiento. Le despierto a las 10,30 y le doy el biberón (véase la rutina anterior). Intento mantenerle despierto pero no lo consigo y se duerme a las 11,30. Le preparo varios biberones y los meto en la nevera. Lavo los platos y limpio la cocina. A las 12,05 miro el *show* de Letterman que dan por la tele. A la 1,30 se despierta (véase la rutina anterior). A las 2,22 se duerme. La mamá se acuesta. (Jim se ha acostado antes para darle el biberón a partir de las 3.)

He decidido usar el sistema del biberón desechable para que no tenga tantos gases y regurgite menos. Al tercer biberón ya se ha acostumbrado al nuevo sistema (la pediatra me dijo que tardaría dos o tres días en hacerlo). Al principio hizo una mueca de desagrado y no sabía cómo succionar el biberón porque la tetina era distinta. Pero aprendió enseguida a hacerlo. Es cierto que este tipo de biberones no le producen tantos gases.

13/9 - viernes

Ayer por la noche al levantarme descubrí que Jim tenía problemas por culpa de la nueva tetina del biberón desechable (Jay las rechaza) y he vuelto a darle el biberón de siempre. Hemos decidido esperar un poco y dársela de nuevo el sábado por la tarde o el domingo por la mañana.

Hoy me he sentido abrumada, ni siquiera he tenido tiempo de ducharme. La casa está hecha un desastre. Tengo una lista de cosas por hacer. He empezado a hacer algunas llamadas para encontrar a alguien que se ocupe de Jay media jornada a principios de octubre. Cerca de casa hay dos mujeres que se dedican a cuidar bebés, pero al llamarlas ninguna se ha comprometido a ocuparse de Jay. Otra mujer me ha dicho que sólo trabaja la jornada completa, o sea que me costaría 130 dólares a la semana, esté cuatro u ocho horas con él.

Jim y yo hemos estado hablando largo y tendidamente sobre lo mucho que a mí me está costando adaptarme a nuestra nueva vida y en cambio para él no supone ningún problema (lo cual me irrita) y acerca de que Jay necesitará que alguien se ocupe pronto de él —quizá durante seis horas al día—, pero ¿cuándo será ese pronto? Decidimos que Jim intentará no ir a trabajar en octubre y que como ese mes no cobrará, usaremos el dinero que hemos ahorrado. Eso me permitirá volver a trabajar con mis clientes y comprar un poco de tiempo para los tres, además Jim será el mejor cuidador que hay en los alrededores.

14/9 - sábado
Jim me ha hecho un regalo precioso: se ha quedado con Jay para que yo pudiera salir durante cinco horas con una amiga que ha venido de Washington. Hemos ido con el coche a visitar las ciudades de Saint Paul y Minneapolis y luego hemos ido a comer. La he llevado a sitios que hacía años que no iba y ha sido muy divertido, he vuelto a casa renovada.

Por la mañana hemos vuelto a darle el biberón y la tetina de siempre porque el desechable parecía estresar a Jay. Pero después de beberse rápidamente el biberón de 125 ml, de eructar tres veces y de devolver hasta la última gota, hemos decidido volver a darle el biberón desechable. No se había olvidado de la tetina nueva y esta noche la ha succionado la mar de bien.

El niño está creciendo a un ritmo vertiginoso. El moisés le está quedando pequeño y esta noche ya le he puesto un pelele de la talla mediana, sólo le queda un poco grande.

Jim me ha dicho que después de irme Jay ha dormido solamente durante media hora, quizá empiece ya a diferenciar el día de la noche y por la noche duerma más de dos horas seguidas.

15/9 - domingo
De las 11 de la mañana hasta las 3 del mediodía Jay ha estado despierto la mayor parte del tiempo. Después, a las 10 se ha tomado casi medio biberón de 260 ml, o sea que esta noche supongo que se despertará más tarde.

Esta noche vamos a dejarlo por primera vez con unas canguros que no son ni mi mamá ni mi hermana. Barb y Glen, unas vecinas a las que les encantan los bebés, van a ocuparse de él mientras nosotros vamos al cine. No me ha costado dejarlo, pero cuando ya había visto media película, he empezado a echarlo de menos, deseaba poder inclinarme sobre el moisés para comprobar que durmiera o que pudiera estar con nosotros. Al volver a casa y sacarlo del moisés, he visto que estaba bien y que no nos había echado de menos. Me gusta tenerlo de nuevo en mis brazos. (Roció con pipí la agenda de trabajo de Barb. «No importa, ya se secará», me ha dicho ella. ¡Mi hijo es imparable!)

Al darle el biberón desechable —por segunda vez— ahora ya se lo toma sin ningún problema.

Maxine ha pasado por casa y le ha dado el biberón y sostenido en brazos un ratito. Me sorprende ver cuánto le gusta a la gente los bebés, aunque no sean suyos (a mí nunca me ha ocurrido).

16/9 - lunes

La carita de Jay ha cambiado, sobre todo sus ojos. Ahora ya no te miran como por accidente, sino que te buscan y siguen. Aún mueve los brazos incontroladamente —me resulta embarazoso, ¡ya no es un recién nacido!—, pero no lo hace de una forma tan imprevisible. Ahora como está despierto la mayor parte del tiempo tengo más oportunidades de «comunicarme» con él. Todavía no sonríe, pero ya empieza a intentarlo.

Los vecinos nos han dejado una bañera infantil y hoy lo hemos bañado por primera vez en la pileta de la cocina. No le ha gustado nada. Ha estado llorando todo el tiempo, lo cual ha sido probablemente durante dos o tres minutos. Al final el llanto se ha transformado en sollozos, era como si se hubiera rendido y desmoronado, es la primera vez que sollozaba y me ha tocado mi fibra sensible de mamá. Jim más tarde me ha dicho que ni siquiera se había dado cuenta. Casi nunca dejamos que llore sin hacerle caso, yo no lo soporto, por eso hemos vuelto a casa enseguida después de haber ido a la tienda de rebajas. Al despertarse hambriento, se ha descubierto sujeto boca arriba en la sillita del coche, la cual no es su posición favorita.

17/9 - martes
Nada más irse Jim, he entrado en la ducha y justo cuando salía de ella el bebé se ha puesto a llorar. Durante las cuatro horas siguientes ha estado despierto la mayor parte del tiempo, y aunque no parezca demasiado tiempo al escribirlo, es una eternidad cuando va transcurriendo en ratitos de 10 minutos, ya que era el tiempo máximo que quería estar sentado en la sillita, o siendo acunado, o comiendo y eructando, o paseando en el cochecito por la calle o siendo llevado en brazos por la casa.

Mañana Jim vuelve a trabajar la jornada completa y hasta hoy no me he sentido segura de cuidar del bebé yo sola. Cuando tenga más experiencia ya no me importará. Por ejemplo, cuando Jay se traga la leche demasiado deprisa atragantándose con ella, me asusta. Pero su tierno sistema esofágico resuelve este incidente sin ningún problema. Cuando le ocurre, lo pongo enseguida sobre mi hombro y le doy unas palmaditas en la espalda, y por ahora aún no se ha muerto, toquemos madera. Me he dado cuenta de que cuando tengo que coger el biberón, por ejemplo, lo sostengo casi con una sola mano, lo cual es toda una hazaña si tienes una sinovitis carpiana. Cuando se echa a llorar ya no me asusto tanto. En parte me siento más segura porque me encuentro mucho mejor, ya puedo subir las escaleras casi con la misma agilidad que antes de la operación.

18/9 - miércoles
Hoy es el primer día que me he ocupado yo sola del bebé y me ha ido muy bien. En realidad he descubierto algunas cosas nuevas sobre él. Por ejemplo ahora, cuando se queda dormido contra mi pecho, ha cogido la costumbre de dejar uno de sus bracitos sobre mi brazo. Sé que no lo hace a propósito, que al dormirse deja allí su bracito porque no puede ponerlo en otro lugar, pero parece como si quisiera rodearme con él para darme un abrazo.

No estoy segura de si ahora Jay quiere estar más tiempo en brazos o de si lo que en realidad sucede es que lo noto más porque ha ganado peso. Probablemente se deba a que ahora está despierto más tiempo.

Le están saliendo las pestañas. Quizá ya tenía, pero ahora son mucho más perceptibles.

Hoy mientras le cambiaba el pañal sin que protestara, he logrado sacarle casi toda la pelusa que tenía entre los dedos. Sus uñas, sin embargo, siguen pareciéndose a las de un estudiante de jardinería. No entiendo cómo se las ensucia tanto si no puede desplazarse ni ir a ninguna parte.

Por alguna extraña razón yo creía que los bebés cuando no lloraban estaban calladitos, pero nuestro hombrecito tiene todo un repertorio de gruñidos, gemidos y grititos. A medida que va creciendo se oyen más. Los más patentes son los gruñidos que hace cuando lo acerco a mi hombro para hacerle eructar, en especial si siente molestias a causa de los gases (y siempre le sucede). Al hacer caquita gruñe y estira todo el cuerpo, y aunque esté estreñido no tiene ningún problema. Y los grititos que da en la cuna o que lanza de felicidad cuando lo sostengo contra mi pecho me hacen exclamar de veras «¡ohhhh!».

19/9 - jueves

Me he despertado cansada a las 7,30 y el bebé ha tardado 15 minutos en dormirse y ha estado llorando todo ese tiempo. Lo ha estado haciendo durante todo el día. A veces lloraba tan fuerte que he tenido que sacarlo del moisés para tranquilizarlo. Jim y yo coincidimos en que ahora llora más. Pero suele ser por alguna razón, sobre todo cuando quiere tomar más leche.

Hoy sólo es el segundo día que me ocupo de él yo sola, pero me ha bastado para darme cuenta de que necesito encontrar a alguien para que lo cuide. Yo no sirvo para quedarme en casa todo el día. Hacia las 4 o las 4,30 de la tarde he descubierto que ya me daba lo mismo oírle llorar y en vez de sostenerlo en brazos y prepararle el biberón con una sola mano, lo he dejado sentadito llorando en su silla mientras se lo preparaba. No estoy queriendo decir que la enfermera del hospital que lo puso en la mecedora tuviera razón, pero supongo que ahora entiendo por qué no le conmovía el llanto de un recién nacido más.

Mi segundo intento de bañarlo ha ido mejor, Jay no se ha echado a llorar hasta al cabo de algunos minutos. (¿Quizá la otra noche el agua estaba demasiado caliente? ¡Quién puede saberlo!)

20/9 - viernes
He salido a dar un «largo» paseo con Jay en el cochecito cuando él tenía el estómago muy lleno. Se ha puesto a llorar cuatro veces, pero al cogerlo se tranquilizaba. A la cuarta, se ha quedado dormidito.

Jim se ha ido a la ciudad y yo me he quedado de las 9 de la mañana a las 7 de la tarde sola con Jay y la perra. (Al volver a casa se moría de ganas de sostenerlo, no me refiero a la perra, sino al bebé.) Alrededor de las 11,30 de la mañana he probado por primera vez la teoría de «dejarle llorar». Todo cuanto he conseguido ha sido alterarlo más. Como no parecía calmarse con nada —he intentado darle el biberón, he encendido el ventilador de la cocina, lo he acunado, le he hecho eructar, he intentado que se distrajera con la araña de luces mientras le cambiaba el pañal, le he cantado canciones y lo he paseado por la casa—, he decidido «ponerlo» por primera vez en la mecedora automática. Parecía enfadado, como si quisiera decirme: «Me has puesto aquí y yo no puedo hacer nada porque no controlo los brazos ni las piernas, pero ¡no me gusta!». Y luego se ha quedado dormido.

He creado una nueva regla para cuando se ponga a llorar: como la mayoría de las veces lo hace cuando tiene hambre, le daré todos los biberones que quiera cuando quiera, mientras no devuelva por haber comido demasiado. (Hace tiempo que no lo hace, desde que le doy los biberones desechables.) He llegado a la conclusión de que necesita sólo cosas muy sencillas y que como es demasiado pequeño para decir lo que quiere, se pone a llorar, o lo hace porque tiene algún tipo de problema con la comida. Además, hoy cuando lloraba, al darle el biberón lo ha rechazado porque no era ése el problema que tenía.

21/9 - sábado
Jim me ha dejado dormir hasta las 9,30 ¡santo cielo!

Jim y yo no estamos de acuerdo sobre cuándo darle el biberón. Cree que el problema de Jay es que se aburre y necesita estímulos y él se muere de ganas de proporcionárselos. Yo en cambio, pienso, por qué hacer el payaso y disgustarlo si cuando grita y llora lo que quiere es un biberón; ¿por qué no dárselo?

Pero estoy de acuerdo en que necesita estímulos. Ahora que tiene menos gases y se encuentra a gusto acostado boca arriba, resulta más fácil jugar con él. Jim le ha colgado un espejito en la cuna y yo le he montado el gimnasio.

Hoy hemos quedado con unos vecinos y sus dos hijos para ir a comer a una hamburguesería, es la primera vez que Jay va a un restaurante. Ha estado durmiendo casi todo el rato en la sillita del coche. En el local había al menos dos bebés más que también estaban en sus sillitas y un montón de niños, como había tanto ruido a nadie le importaba si un bebé se ponía a llorar.

22/9 - domingo
Hoy han venido varios vecinos a la fiesta que he dado para celebrar el nacimiento de Jay. Entre ellos había las madres de dos bebés de seis y tres y meses y me ha sido muy útil cambiar impresiones sobre la crianza de los hijos. Me han contado que mi hijo, que al principio era un bebé maravilloso que sólo comía y dormía, y que ahora se ha convertido en un despótico llorón de 5,5 kg, pasará por una etapa maravillosa en la que llorará menos, será capaz de quedarse sentadito la mar de feliz sin ninguna ayuda, sonreirá, se entretendrá fácilmente y a veces dormirá durante toda la noche.

Esta etapa ya está llegando, como es natural. Creo que Jay está empezando a sonreír, al menos lo intenta, y ¡caramba! hoy ha estado despierto casi todo el día, sólo ha dormido en varias ocasiones durante cerca de media hora y ha hecho una siesta de tres horas. Ni siquiera el ruido de la campana de la cocina ha logrado cautivarlo más que unos momentos. Pero cuando está despierto y sólo se fija en mí, mirándome intensamente como si yo fuera para él lo más importante del mundo, es muy divertido.

23/9 - lunes
Al levantarme me he enterado de que Jim a las 4 de la madrugada ha estado intentando que Jay aceptara la nueva tetina durante 50 minutos. Jim acabó dándole el biberón antiguo y me ha contado que Jay se relajó enseguida, se lo tomó todo y se durmió. A las 12,30 del mediodía Jay se ha echado a llorar de nuevo porque no quería la tetina del biberón desechable. He llamado a la pediatra y la enfermera me ha llamado más tarde para decirme que no me preocupe por el desarrollo de su boca y lengua, que aún podemos volver a darle el biberón antiguo. O sea que vamos a usarlo de nuevo.

El miércoles iré por primera vez a la editorial porque tengo una cita con un cliente. El martes Jim estará presenciando el partido de béisbol de los Twins de las 6 a las 10 de la noche, o sea que tengo que encontrar alguna prenda para ir al trabajo que me vaya bien, y lavarla, secarla y plancharla, y además preparar la entrevista.

Esta tarde al despertarse Jay, hemos «jugado» con el gimnasio equipado con figuritas de plástico que cuelgan sobre él a unos veinte centímetros de distancia. No ha dejado de mirarlo moviendo entusiasmado los bracitos y las manos. Ahora sonríe a veces un poco. No siempre lo hace por alguna razón —después de despertarle para ir a una reunión del MELD, mientras lo colocábamos en la sillita del coche se puso a sonreír—, pero siempre constituye una ocasión para llamar a tu pareja.

Hoy en la reunión hemos hablado sobre los padres y una tutora ha comentado que su marido sabe jugar con sus tres hijos mucho mejor que ella. Ha dicho que había tenido que aprender a participar en los juegos. «De lo contrario, no resulta divertido», nos dijo, ocuparse sólo de los quehaceres cotidianos que los hijos no pueden apreciar.

Yo también tendré que aprender de Jim a jugar más, incluso en esta temprana etapa de la vida de nuestro hijo.

24/9 - martes

Hoy Jay ha cumplido oficialmente un mes. Ha hecho unos cambios increíbles, no sólo físicamente sino también en cuanto a su desarrollo. Ahora pesa unos 5,5 o 6 kg, y ha crecido cinco centímetros. Su cuerpo, como es natural, es más grande, pero es en su cabeza donde más lo aprecio (¿quizá porque está descubierta o porque tiene un rostro en el que yo me fijo?) y la cara más ancha, más definida.

Ahora que ya enfoca los ojos y controla más sus expresiones faciales, a veces le veo como una persona-niño más madura atrapada en un cuerpo de bebé sin control e inmaduro, que aún no sabe hablar. Parece saber lo que quiere (nueve de cada diez veces es el biberón) y lo que no quiere (el chupete, por ejemplo), pero sólo puede comunicarse llorando, gruñendo, dando gritos o agitando brazos y piernas. Creo que tiene sueños de bebé y ya posee sin duda un primitivo sentido del humor, a veces parece sonreír simplemente porque se siente bien al tener la barriguita llena, estar relajado, seco, limpio, calentito y sin gases. ¿Nos sentiríamos nosotros tan felices por el simple hecho de no tener ninguna molestia física?

Ahora al cuidar de él me siento mucho más cómoda. No es tan frágil como creía y no se «rompe», y además es tan poco complicado que hasta la fecha sólo en una ocasión no logré descubrir qué era lo que le pasaba. (Toco madera para que no tenga un cólico, seguro que minaría mi confianza como madre.)

Pero también puede ser muy absorbente. Hoy he hecho una serie de llamadas para encontrar a alguien que lo cuide durante media jornada (ninguna cuidadora con experiencia parece querer trabajar sólo media jornada) a partir del mes de noviembre (por esa fecha ya tendrá cerca de diez semanas), pero no he tenido suerte. ¿Acaso es tan absorbente que nadie quiere ocuparse de nuestro bebé? Intentaré no tomármelo como algo personal.

Aunque sólo tenga un mes, es como si hubiera estado con nosotros toda la vida. Aún me acuerdo de cuando podía acostarme a las 10 de la noche y no me levantaba hasta las 7 o las 8 de la mañana. Y conseguir que alguien se ocupara de él para que mañana yo pueda ir a la cita que tengo con un cliente (Jim se lo llevará al trabajo), ha sido todo un problema (será la primera vez desde su nacimiento que voy en el coche sin la perra, sin Jim y sin Jay, o sin alguno de ellos). Pero Jay es para nosotros el centro de nuestra vida. Recuerdo que cuando Kirby dejó de ser un cachorro y aprendió las normas y las rutinas de casa, pensé que no podía imaginarme la vida sin ella, formaba parte de la familia. La infancia de nuestro hijo seguirá planteándonos retos, porque un cachorro crece en un año, en cambio un ser humano tarda mucho más. Pero Jay también se convertirá en parte nuestra. Es un miembro de la familia. Si hemos logrado superar este mes, lo superaremos todo.

Acerca de la autora

Laura Zahn, una escritora de Saint Paul (Minnesota), elaboró esta obra mientras estaba embarazada de su primer hijo y la rehizo después de su nacimiento. Ha trabajado como periodista y encargada de relaciones públicas en Alaska y Minnesota y ha fundado la editorial Down to Earth. Ha escrito *Wake Up and Smell the Coffee,* una obra que pertenece a la popular colección de libros de cocina regional Bed & Breakfast.